好身材从心出发

——懒人也能减肥

林立新 著

知识产权出版社

全国百佳图书出版单位

U0209217

图书在版编目（CIP）数据

好身材从心出发：懒人也能减肥 / 林立新著 . —北京：知识产权出版社，2018.5
ISBN 978-7-5130-2839-4

Ⅰ．①好… Ⅱ．①林… Ⅲ．①减肥－方法 Ⅳ．① R161

中国版本图书馆 CIP 数据核字 (2018) 第 014395 号

内容提要

本书的内容和结构基于以下几个出发点：第一，应该更强调做什么，而不是强调避免做什么；第二，应该让你了解基本常识，而不是陷于繁杂的理论；第三，应该教你解决问题的原则，而不是帮你解决全部问题；第四，应该让你开始行动，而不是停留在大脑的想法。当你开始运用本书提到的技巧，你将会：对改变自己的身材更有信心，身体更健康、身材更好，因成功减肥而受到大家的赞赏。

责任编辑：彭喜英　　　　　责任出版：刘译文

好身材从心出发——懒人也能减肥

HAO SHENCAI CONG XIN CHUFA——LANREN YE NENG JIANFEI

林立新　著

出版发行：知识产权出版社有限责任公司	网　　址：http://www.ipph.cn
电　　话：010-82004826	http://www.laichushu.com
社　　址：北京市海淀区气象路 50 号院	邮　　编：100081
责编电话：010-82000860 转 8539	责编邮箱：pengxiying@cnipr.com
发行电话：010-82000860 转 8101	发行传真：010-82000893/82003279
印　　刷：三河市国英印务有限公司	经　　销：各大网上书店、新华书店及相关专业书店
开　　本：720mm×1000mm　1/16	印　　张：14.75
版　　次：2018 年 5 月第 1 版	印　　次：2018 年 5 月第 1 次印刷
字　　数：218 千字	定　　价：39.00 元

ISBN 978-7-5130-2839-4

自　序

　　每一个人，无论男女老少，都希望有一个健康的身体。绝大多数女士梦想拥有曼妙的身姿，而男士们则常常期望拥有魁梧的身材。大家一定听过或这么说过——"唉！为什么我越来越胖，原来的衣服都穿不下了！""我明明已经很努力减肥了，体重却还是噌噌往上长。""难道我天生就注定是一个胖子吗？""我很瘦，怎样才能吃胖一点。"

　　尽管只需一些常识就能够解答甚至解决这些问题，但教育体系缺乏对生理和心理学的重视，出现这些问题也是必然结果。很多人也没有养成运动习惯，反而认为运动是一件苦差事。由于生活节奏和饮食习惯的改变，他们不可避免地走上了肥胖这条不归路。规律作息、健康饮食和保持运动，是最简单也是最正确的减肥办法。然而很多人的生活中都充满了欲望、混乱和困惑，坚持规律的作息、健康的饮食和长期的运动，并不是一件容易的事情。

　　生活在一个快节奏的社会，人人都希望有快速的解决办法——最好是今天做明天就见效。所以，那些"7天瘦5公斤"的减肥食谱和"一个月练出马甲线"的瘦身秘诀到处都是。这是完全不可能的事情，不然，为身材而苦恼的人就会越来越少。可惜太多人被急功近利的想法蒙蔽了心智，义无反顾地往火坑里跳，"赔了夫人又折兵"。

　　另一些人则更加理性，相信运动和饮食能够恢复自己的好身材。通常他们在最开始的一段时间里拼命运动，恨不得让自己累趴下；克制食欲，甚至只吃蔬菜和喝水。这种决心十分令人敬佩，但是他们的努力往往也很难取得预期效果。坚持了几个星期之后，假如肚子不减、体重依旧，任何人都会气馁，随之而来的可能就是放弃。

上述种种问题，都给他们带来了太大的压力和不必要的焦虑。常见的反应莫过于——"我希望能抽出时间运动，但每天都加班，连休息时间都不够，怎么可能奢望运动"或者"我从小运动就很差，没有人教我，不知道该怎么办？"甚至是"我真的很努力坚持了，但一直没有效果，都要崩溃了。"

缺乏基本常识，也让很多人裹足不前。他们提出了各种问题，却从来没有想过行动，尝试寻找问题的答案。大部分问题，只要实践过的人，都知道是杞人忧天，比如——

"我想减肥，但并不想练成肌肉女，该怎么办？"

"我很瘦，怎么都吃不胖，能练出肌肉吗？"

"听说跑步腿会变粗，有没有跑步腿不粗的办法？"

如果你也有过类似想法，或是问过这些问题，这本书中就有你一直在寻找的答案。它能帮助你重新找回对身体的控制，并且实现你的身材和健康目标。

当拥有一个健康活力的身体时，工作、家庭和生活都能变得更美好，也会更快乐、更积极向上，而不是无精打采，每天都为身材不好而自怨自艾。每个人都希望跟面带笑容、精力充沛的人在一起，他们会被这种人所感染。此外，工作效率也会更高，不再因为加班而错过每一个精彩时刻。

长期运动、健康饮食、规律休息，都是实现目标不可或缺的手段，虽然单纯依靠它们是办不到的——大家都很清楚这一点。其他的手段，在现在的条件下也更容易知道，相比 10 年前，现在更容易找到各种健身教程和健康食谱；大部分人的经济条件也更好，负担得起去健身房和请教练的费用，也吃得起健康食品。不过，知道是一回事，做是一回事，做得如何又是另一回事。

也许在一个或几个方面都下了大功夫，却收效甚微。做了正确的事情，效果却不一定理想——关键都在细节当中。其实，只要使用一些简单的技巧，就能轻松实现目标。身体越有活力，就越能应对各种挑战，工作、家庭还有生活就会越好。这正是大家所希望的！

本书的出发点

本书是为那些希望拥有好身材的朋友而写的，也是为想要保持健康的朋友而写的。本书并不是运动、健身和饮食的专业指南——它适合于没有运动基础、缺乏生理和饮食常识的"小白"，对遇到各种减肥困难的朋友也有帮助。本书提到的各种技巧，相信对每一个人，甚至专业的教练，都有很好的参考价值。本书的内容和结构基于以下几个出发点。

（1）更强调做什么，而不是强调避免做什么。

（2）了解基本常识，而不是陷于繁杂的理论。

（3）教会你解决问题的原则，而不是帮他们解决全部问题。

（4）让人开始行动，而不仅仅是停留在大脑的想法。

本书将带来什么

要想拥有好身材，只需把一些简单、实用并且容易掌握的技巧和自己改变的决心结合起来。当开始运用本书提到的技巧时，将会：

（1）对改变自己的身材更有信心。

（2）身体更健康、身材更好。

（3）因成功减肥而受到大家的赞赏。

本书的阅读方式

在本书中，将全面认识我的理论和技巧。同时，也提供了很多事例——都是真实发生过的事情。本书分为 5 个部分。

第 1 部分：做好拥有好身材的思想准备

这一部分总结了我改变和保持身材的 10 年经历，也综合了我学习哲学、心理学、管理学及脑科学等领域的多年心得，是全书的重点。我从没见过任何减肥、健身导师对此有专门研究，相信你也会觉得很新鲜，而且一定会发现很有用。

第 2 部分： 学习身体的基本原理

人们的身体十分奇妙，但也有踪迹可寻。这一部分主要探讨身体的基本原理，但侧重点是实际运用而非理论。我的目的是让你吸收理论的精华，从而能辨别一些关于身体的神话和错误观念。你可以随时应用它创造一些真正有效的办法，而无须刻意学习复杂的理论。

第 3 部分： 舌尖上的那些事

减肥困难并非单纯是意志力薄弱的原因。人们天生就喜欢吃垃圾食品，即使吃了垃圾食品，也不一定会发胖。肥胖可能仅仅是意外，或者说是粗心的结果。这一部分将告诉你正确的饮食原则。如果吃得足够健康，一切问题都不会发生。现在回头也来得及，而且这是减肥最重要的一件事。

第 4 部分：运动的快乐（和轻微的痛苦）

运动就是能做的积极主动的事情。大部分人把运动当成减肥手段，既困难又令人痛苦，却没有意识到运动让人快乐的本质。如果习惯了运动，一些好的事情就会不断发生。这一部分将告诉你一些科学事实，并且教会你怎样从零基础开始运动。了解我的经历之后，就完全不会担心运动的困难。

第 5 部分：十大贴士

在这一部分，我整理了一些贴士，它是对前面几部分的补充。如果你很心急，那这些内容马上就能产生帮助。看完之后，把这些贴士融入日常生活中即可。

本书从何而来

在这 10 年间，朋友们一直都很敬佩我坚持运动的毅力，也很羡慕我能保持好身材。不止一次听到他们说，希望同样能坚持运动、保持好身材。然而，他们也表示自己根本就办不到。

从几年前开始，就有很多朋友向我请教各种运动和减肥的问题。久而久之，我发现很多问题都一样。于是，2015 年申请了微信公众号"雷神的复瘦秘笈"，通过写文章来解答他们的问题和困惑。然而，尽管他们十分信赖我，如今的信息大爆炸也让他们无所适从——很多时候,他们在网上看到的东西都是互相矛盾的,要么不科学,要么不适合。

更令人愕然的是,完全没有任何经验的小编拼凑出一些哗众取宠的内容,把他们害得不轻。比如,你可能就见过"学会这9个动作,轻松练就马甲线""晚上运动无异于慢性自杀""吃这些东西,你马上就瘦了""没有听过HIIT,你还减什么肥"这样的标题党。

与此同时,减肥已经成为一个大市场,很多人都想分一杯羹。出现了越来越多的运动App和减肥公众号,健身房和健身教练也与日俱增。这些人当然比那些忽悠的小编靠谱多了,不过即使是相对专业的内容,我也发现了很多缺点:几乎不顾及初学者的感受,都是一个做法;只告诉做什么动作有用,而且有很多动作;有些说了一大堆专业理论,却没有说明应该从何处下手;用那些成功减肥的故事来激励你,而不强调最好是从不发胖;把减肥说成十分困难的事情,好让你怀疑自己的能力……一方面,他们很可能不懂;另一方面,就算他们懂,也不会告诉你真相,谁会砸自己饭碗呢?

也许是被各种不断重复的问题惹烦了,突然有一天我就萌生了写书的念头。这是我第一次写书。回忆过去10年的时光——在追求好身材的过程中,也遇到过各种困难,有受伤的时刻,也曾经想过放弃。岁月是一把无情的杀猪刀,而我刚好是躲过一劫的幸运儿,靠着摸石头过河,不仅收获了好身材,而且积累了很多经验、技巧和方法。在我看来,坚持运动和保持身材,并不只是身体条件、运动方式、饮食和生活习惯的问题,更多是由心理因素决定的。而且还会证明,完全不需要一颗强大的内心,就能做到这一切。

任何人要改变自己,都只需一点星星之火:改变自己的愿望。当愿望之火遇见干货之时,将形成燎原大火。这本书,就是为你准备的干货,它浓缩了我10年的经历和心得。

有人也许会想,"一个无名小卒写的书,真的能帮我实现目标吗?"

是的。

我没有过人的运动天赋，从小就很瘦弱，10年前身高177厘米，体重只有50公斤左右。

我没有运动、健康或营养学的教育背景，而是在2009年拿到中山大学的管理学学位。

我不是健身教练、营养师或医生，也没有任何相关工作经验，而是一名投资经理。

现在，请允许自夸一下。

我的体重已经多年保持在65公斤上下，从来没有出现过肚腩。

我身上没有一丝赘肉，胸肌、腹肌、背肌，各种肌肉一应俱全。

1分钟之内，至少可以做60个俯卧撑。

每个周末都会骑行20~30公里。

……

总而言之，我的身材可以说"穿衣显瘦、脱衣有肉"，身体可以说"不输给18岁的小伙"。在这10年间，没有任何教练指导，几乎是靠自己的努力——从一个"皮包骨"变身"斯文肌肉男"。在本书中，会再现自己和朋友们曾经遇到的困难和解决办法。还有，这么多年以后，更好的、更适合现在的解决方案。

我是从一个瘦子开始变身的，如果你也是，那么完全可以照搬本书的方法。不过，书中讲的所遇到的大多数问题都是关于如何减肥的。胖子和瘦子的情况理应有所差别，但差别仅在于取得成果的难度——瘦子更容易，而胖子更困难。因为无论是瘦子或胖子，在打造好身材的过程中，需要做的事都一样：适量的运动、合理的饮食、良好的休息、心理的平衡和科学的计划等。除非特别说明，一般情况下，本书中提到的内容对于胖子和瘦子都适用。

希望你记住这句话：

更好的身材，更棒的身体；更好的身体，更棒的身材。

目　　录

第 4 部分　运动的快乐（和轻微的痛苦）

第 5 部分　十大贴士

第1部分

做好拥有好身材的思想准备

古希腊哲学家亚里士多德说："谬误有多种多样，而正确却只有一种，这就是为什么失败容易成功难、脱靶容易中靶难的缘故。"因此，一旦思想出现偏差，就很难改变自己的目标。

这一部分的几个章节将扩展你对自己的了解，指出一些阻碍你实现目标的思维习惯，教你掌握成功变身的基本要素。而且，我还会分享自己的经历，告诉你他都做过什么才得以实现目标。

第1章　减肥困难并非因为意志力薄弱

减肥失败是因为意志力薄弱吗？如果你这么想，可就大错特错了。减肥失败的人身上存在着各种不良的习惯，并不是指生活习惯，而是说他们的思考习惯。有一些习惯会妨碍成功减肥，在开始为好身材努力之前，必须认识到自己存在的问题。这些坏习惯可能是由于家庭或教育背景导致的，也可能是因为各人的独特经历使然。如果能避开它们，就能大大提高实现目标的概率。

请对自己诚实！

每个人都会骄傲自大

这是一种十分自然，也很常见的习惯，它发生在生活的每个角落，当炫耀新买的包包，或是向朋友推荐自己刚看过的电影时，或多或少都掺杂了这种心理。这可以说是自信的体现，但也是成功变身的一大阻碍。

改变身材需要综合各方面的信息和事实，从中找到最有效的办法。骄傲自大的心理阻止了这一切。比如，朋友劝你放弃有害的减肥食谱，尝试其他减肥方法，如果持有这种心理，朋友就无法说服你，你也会因此错过机会。这种心理既源于对专业知识、对个人经历、对权威的依赖，也产生于错误的认识。条条大道通罗马。在这件事情上，专业知识、个人经历和权威都不能作为绝对的参考依据。

我在今日头条的专栏文章中提到：我以前喜欢在早上跑步，也建议在早上跑步。但很快就有你评论说"文章不专业，早上的空气质量差，傍晚跑是最好的"。我认为他的意见合理，但同时，他不清楚深圳的确早上空气质量更好，而傍晚车多污染更严重。此外，傍晚大部分人还在通勤的路上，根本无法跑步。他考虑的是最佳方案，而我关注的是可执行的选择。我认真地做了解释，然而，他却对此嗤之以鼻。

不仅是自己，别人也有这样的心理。很多人都喜欢把自己的经验或想法当成真理，这毫不奇怪。我就曾经收到各种建议，比如，想练肌肉必须去健身房，靠自己练是不可能的；你这么瘦，别跑步了，跑步只会让你越来越瘦。尽管我懂的很少，但却不是盲目相信别人，而是带着怀疑去尝试，结果证明他们都错了。

俗话说，兼听则明，偏信则暗。要想更快地成功减肥，必须学会摆脱骄傲自大的习惯，同时不要让别人的错误认识干扰自己的行动。

你在乎面子吗

如果曾经走错方向突然又醒悟反方向才是对的，就会明白爱面子是怎么一回事。尽管没有人关注，还是会举手、跺脚或者发出"恍然大悟"的声音，证明自己不是莫名其妙的傻子。如果做错了什么，挽回面子会让自己的感觉更好。

每个人都曾经用借口来挽回面子，迟到的借口基本都是塞车而不是起床晚了。有的人把不运动的原因推到工作忙身上，这当然是不诚实的借口。根据新闻报道，美国前总统奥巴马每天早上都会运动45分钟才开始工作，又有谁能比国家政要更忙呢？很多时候，借口成为拖延的理由。瑜伽垫还没买，新的运动鞋还没买，真的会妨碍运动吗？

比起借口，用合理化①来挽回面子更加危险。这种方法可以暂时减轻内心的痛苦，但最终仍会带来伤害。合理化可以有3种形式。

（1）吃不到葡萄就说葡萄酸：追求的目标因自己能力不够而无法实现时，就反过来贬低它。例如，身材健硕的人常常会被身材瘦弱的人吐槽"四肢发达、头脑简单"；追不到女神时也许会诬蔑梦中情人是"贪慕虚荣"的拜金女。

（2）吃了柠檬就说柠檬甜：明明不是事实，却自欺欺人说现在的

---

① 合理化是人类心理防御机制的一种，它利用假象或托词来掩盖真相，以维护自尊。

状况最好。明明已经发胖，却说微胖是最好的身材；身材瘦弱，却自认为有文艺气息。这种"阿Q精神"，适当使用有益身心健康，让人知足常乐。但是，一直都逃避现实，就会妨碍人们追求生活的脚步。

（3）推托：把自己的缺点或失败推到别人或其他理由上。比如，本来打算晚上跑步却没有去，不愿承认自己懒，而是说吃得太饱不适合跑步；办了健身卡却很少去，说是没有朋友一起做伴无聊；周末忍不住大快朵颐，说是给自己坚持节食计划的奖励。

如果发现自己十分在乎面子，请对自己诚实。认识到这一点，对于改变自己十分重要。

我还想跟原来一样

如果希望成功减肥，那么改变就是不得不做的事情。必须和喜欢的美食暂时说再见，还要保持一定运动量。无论思想或行为，都必须与从前有所不同，但做出改变并不容易。这会带来紧张不安的情绪，所以很多人都会抗拒改变。

如果希望养成每天早上跑步的习惯，就必须在6点或更早的时间起床，而之前早已习惯了睡到日上三竿；为了实现减肥大计，必须放弃那些钟爱的零食。想到这里，有人也许会怀疑：真的值得吗？做出这么大的牺牲，要是没用怎么办？

这种想法完全正常，因为人们的天性倾向于保持现状。原因之一是人们都喜欢更舒服的选择——如果能躺，就不坐；如果能坐，就不愿意站着。长久以来的习惯，让身体和思想都处在固定的模式当中。打破常规，就会带来不安和抗拒。

另外，改变意味着不确定性，这会让人感到惶恐不安。人们的想象力无穷无尽，可以制造出无数的妖魔鬼怪。结果越含混不清，就越令人恐惧，人们也就越抗拒改变。比如，跑步可以减肥，但是腿说不定会变粗，而人们并不想要粗壮的大腿。做俯卧撑会练到手臂肌肉，胳膊太粗就变"男人婆"了。当然，这些恐惧都是子虚乌有。

人们的思考和行为都具有惯性。在很多人眼里，发胖是由于吃太多导致的，所以只要节食就能恢复身材。遗憾的是，这不是一个好办法。如果拒绝改变自己的思考和行为习惯，也就拒绝了改变自己的机会。明明每天的想法都一样，做的事情也同样，却期望发生和昨天不一样的事情，难道不是痴人说梦吗？

希望大家欢迎改变，这不意味着对任何想法或做法都来者不拒。那些"快速瘦身"的流行减肥办法，不用尝试就完全可以判断它们是无效的。欢迎改变的意思是，给那些有价值的新想法或做法一个证明自己的机会，而不是一开始就拒绝它们。这里有 3 个建议。

（1）想象改变带来的好处。如果能够坚持每天跑步，身材就会变好，穿上那套连衣裙更加好看，说不定会更受欢迎。

（2）想象不做改变有什么坏处。如果继续胖下去，越来越矬，可能就再也找不到女朋友了。

（3）挑战自己的极限。制定一个困难的目标，比如报名马拉松比赛，这样就逼迫自己不得不去练习。即使最后只能跑完 5000 米，也是可喜的巨大改变。

大家都这么做

在家里的时候，都必须遵守父母和长辈定下的各种规矩，其中之一就是——必须把饭菜都吃完。这是可以理解的，父母辈都经历过饥饿的滋味，当然不会浪费粮食。如果不吃完，他们就会伤心或大发雷霆。

我的师妹小仪，她妈妈总是做很多饭菜。尽管她知道自己需要吃少一点，却还是会迫于妈妈的压力而把饭菜都吃完。妈妈对子女的爱就是这样，没有办法。她只好更加努力运动。不过，如果懂得应变，减肥的难度就会大大降低。我妈也这样，她希望我吃胖一点，每次都会怂恿我多吃一碗饭。我不会直接拒绝，而是说现在很饱吃不下，留着晚点看要不要再吃。当然，那时我又可以说太晚吃了睡不着。

当和其他人在一起时，和别人做不一样的事情并非那么容易。如果从未去过健身房，第一次去可能就会观察别人在健身房是如何做的，以免自己格格不入。广告、朋友、同事都会影响人们的决定。很多人第一次去健身房时，在销售人员的鼓动下，说不定就会办本来没有打算办的会员卡。如果是和朋友去，一起办卡的概率会更高。毕竟，朋友办了，自己不办就会显得不够意思。那么多人在健身房花了钱，却几乎从来不去的原因之一，就是他们办卡并非出于自己的意愿。

另一方面，拒绝和别人做一样的事情，为了不同而不同，也是错误的。做或不做一件事情，做决定的唯一正确依据都应该是——这么做有益，能够帮助自己实现目标。大家都说跑步减肥最好，自己当然也可以跑，但如果自己太胖跑不动，就不能勉强自己。

一切就是如此简单

相信大家一定听过"跑步减肥"这种说法，但事实果真如此吗？

刻板化①是人们应对世界的一种简单化模式。比如"北方人豪爽、南方人小气"，或者"无商不奸"就是典型例子。美女和帅哥往往被认为更有礼貌、更有才华，也是对相貌的刻板化理解。

> 刻板化源于远古时期的恶劣环境。当人类的祖先见到猛兽时，就会大声警告同伴赶紧离开。同伴警告等于危险逼近，就是合理的刻板化。也许有人会怀疑是否真的有猛兽，非要亲自确认。只是等到危险临近才逃跑，基本都难逃一劫。久而久之，那些爱怀疑的人都被猛兽吃掉了，活下来的都是"不爱怀疑"的呆瓜。这种刻板化的应对机制也被存储在基因里面，代代相传。直到今天，如果看到别人大声呼喊或者夺命狂奔，尽管不知道发生了什么，但仍然会不由自主地紧张甚至跟着跑起来，就是这个原因。

---

① 刻板化是指仅仅依靠固有看法，未经过理性分析就对事物或人做了判断。

然而，在如今这么复杂、这么丰富多彩的环境下，刻板化成为人们正确认识自己和外界的阻碍。很多人对很多事情上都存在着刻板化的认识，比如，多数人喜欢的东西，往往也是最好的；跑步是减肥的最佳办法；只靠自己没办法成功减肥；教练是专业人士，他说的准没错；科学家发现了减肥基因，原来胖都是天生注定……

只要稍微思考一番，就会明白这是错的。遗憾的是，不少人都把刻板化当作正确认识，所以碰壁或犯错也是正常的事情。刻板化是多年形成的习惯，所以也很难克服，但认识到这一点十分重要。下一次，如果再听到最新的减肥方法，请多问几个问题。以跑步为例："跑多久？跑多远？跑多快？天天跑还是隔天跑？跑完怎么吃……"问完这些问题之后，任何骗局或谣言都无所遁形。

现在我很好

> 春秋时期，小偷偷了一口钟，但是钟太大背不动。于是小偷想用锤子把钟砸碎，刚一砸钟就发出了很大的响声。他生怕别人听到钟声，把钟夺走了，就急忙把自己的耳朵紧紧捂住。小偷再也听不到钟声，放心地砸了起来。

在掩耳盗铃的故事中，小偷的行为就是一种自我欺骗。大部分人都有过自我欺骗的经历。有些人明明已经超重很厉害，却还骗自己并不需要减肥；很多男孩都曾信誓旦旦地给女孩许下无法实现的诺言；一些"吃货"普遍高估了自己的自制力，"我就吃一口"之类的往往都是谎言；迟迟不开始减肥的人往往都夸口说，只要想减肥身材马上就能变好；那些爱逞强的人受伤之后，也会骗自己说不需要看医生。

如果对自己诚实，承认现在并不是很好，那么实现目标将更加容易。

第 2 章　成功减肥的指南针：问题

正确地定义自己的问题，是至关重要的事情，但这个过程常常被人们忽略。那些减肥失败的人，往往都没有意识到他们真正的问题是什么。有时他们把观点和事实混淆在一起，有时又有不切实际的愿望。举几个例子来说明一下：很多妹子通常把减肥理解为体重下降，把练肌肉理解成腿粗和胳膊粗。有些人把瘦身当成目标，另一些人则期望把体重控制在理想范围之内。

作为哲学爱好者，我很清楚地知道：如果对问题没有一致的表述，任何讨论和方案都无法发挥作用。因此，首先我需要在此明确几个名词的定义，本书也将始终遵循这些定义来展开讨论。

肥胖：身体肥肉明显多于正常标准的一种状态。与体重无关，丰满也属于这个意思。

瘦弱：身体肥肉和肌肉及体重都明显低于正常标准的状态。苗条一词与此意义相近。

减肥：减少身体多余的肥肉的过程或行为。体重不一定下降，但身材会变得更好看。减脂、瘦身的意思也一样。

增肥：使身体肌肉和肥肉都恢复到正常标准的努力，通常伴随体重的增加和身材的优化。增重、增肌也是同样的意思。

粗：这是一个相对概念，我将它定义为视觉上令人感觉明显粗壮的意思。比如，维密天使[1] 看起来纤细的腿实际上比大多数女士的腿要粗得多。

---

[1]　指时尚品牌"维多利亚的秘密"（Victoria's Secret）签约模特。

瘦：同样是相对概念，它的定义是视觉效果不再令人感觉粗壮。

我的理论很简单——无论是减肥还是增肥，它们都是由各种问题引起的，所需要做的就是解决这些问题。首先，必须思考并发现自身存在的问题；其次，为每一个问题都找出正确的解决方案；最后，尽最大努力来实施方案。如果问题是错的，或者解决方案是错的，就算拼了命也不可能达成目标。大部分人都意识不到这一点，所以他们都在减肥的道路上折戟而归了。你刚开始尝试本书中的方法时，应该按顺序来做。只有确保第一个、第二个步骤对了，第三个步骤才有意义。这样就会少走一些弯路，同时自己的努力也能发挥最大的效果。

你的问题是什么

在开始任何行动之前，都必须明确问题，然后思考你是否提出了正确的问题。现在，按照下列步骤来做。

1）写下自己认为需要改变的缺点或是对身材不满意的地方

尽管挑自己的毛病有点令人难受，但请对自己诚实。越诚实，就越能找到正确的问题。相信你一定能写出一大堆，但也不要对自己要求太高。假如回到10年前，我所写的内容会包括：太瘦、脸颊凹陷、黑眼圈、皮包骨，还有含胸驼背、手无缚鸡之力，以及满脸青春痘等。一个发胖的妹子可能会写：太重、太胖、腿粗、蝴蝶袖、有小肚子、腰部赘肉、脸圆、皮肤粗糙等。

2）从头到尾过一遍所写的内容，给它们排一下顺序，确定最想解决的是什么问题

应该把最想解决的问题放在第一位。排序并不是一件容易的事情，因为人们常常有太多的问题和欲望。可能最不能忍受腿粗，但同时又最想把肚子上的肉减掉。有些问题可能是重复的，另一些缺点则涵盖了其中的一些问题。比如，脸颊凹陷和手无缚鸡之力都是太瘦的表现，腿粗、蝴蝶袖和腰部赘肉可能都是因为肥胖。没关系，按自己认为的优先级给它们做个排序。我会把太瘦放在第一位。

3）只留下排在第一位的问题

相信大家都想一下子把所有的问题都解决掉，毕竟，那些问题都看不顺眼。但是，万事开头难，不能给自己太多负担。而且，其中一些问题会随着第一位问题的解决而自动消失或更加容易解决，可以晚点再解决它们。那些想要跑步减肥的妹子，常常因为担心腿粗的问题而犹豫不前，尽管这不是事实，但她们每个人都问过这个问题至少 3 次。

更糟糕的是，如果同时想要解决的问题太多，导致在每个问题上都只能安排很少精力，使得真正重要的核心问题就这样被忽略了。当关注的问题只有一个时，不仅能给它足够的关注，而且还能促使自己重新思考什么才是最重要的。相信大部分人留下来的问题都会是——肥胖或是腿粗、手臂粗之类。

4）重新表述这个问题，并把它们写下来

表述问题最有效的方式是用"如何……"的提问形式。下面以减肥来举一些例子，以帮助你正确地提问。

- 如何减肥？
- 如何最快地减肥？
- 如何通过运动减肥？
- 如果不想运动，如何减肥？
- 不去健身房，如何减肥？
- 如何跑步才能减肥？
- 家人如何支持自己减肥？

在表述问题这件事情上，并没有最好的说法。只要花时间去提出不同的问题，就能提出有创意并且有效的解决方案。每种提问方式都会开启新的脑洞。跑步减肥的方法和控制饮食的解决方案就完全不同。在想出尽可能多的表述方式后，就要改进它们——尽可能的精确和具体。比如，"如何减肥"和"如何最快地减肥"这样的表述就必须加以改进。

5）再次审视问题

也许会发现提出来的问题是完全没办法解决的。假设问题是"超重 20 公斤，如何在 1 个月成功减肥？"如果意识到自己的错误，就会重新提出更合理的问题。但是大多数情况下，很难辨别自己的问题是否合理。人们的审美标准深受时尚潮流的影响，当身边的人都在追求越来越细的腰、越来越轻的体重时，就很难不被影响。

建议你不要盲目模仿，电视上的那些细腰、细腿很多都是不科学也不健康的。[①] 当朝着错误的方向努力时，不仅徒劳无功，甚至可能还要冒莫大的健康风险。那些减肥食谱和快速瘦身大法，都是钻了你急功近利的空子，如果不够理智，往往很难避开这样的陷阱。

哪些有帮助，哪些只是浪费时间

尽管已经在上一步找到了最重要的那个问题，但为它找出解决方案却没那么容易。因为单凭一人之力，挖空脑袋可能也想不出好办法。如果缺乏生理学、心理学和营养学的常识，方案很可能就是错误或者不合理的。有了本书的帮助，要找到办法自然不难，但仍然不能错过其他机会。在这个阶段，应该尽可能收集解决方案。可以从以下几个方面来寻找答案。

（1）他人经验：身边有没有情况差不多的人，看看他们怎么做，有成功经验的更好。

（2）专家意见：如果恰好认识心理学、生理学、营养学或运动方面的专家，"土豪"也可以聘请专家，多咨询他们的意见，一般都比较靠谱。

（3）专业书籍：那些在某个领域有所建树的专家都会把理论和实践经验写成书，书的内容往往比专家意见更加全面和系统。

（4）网络资源：高手在民间，而且很多人也乐意分享自己的心得和经验。

---

① 关于科学合理的标准，请参考第 2 部分的内容。

如果作者不是瞎拼胡凑的小编，那就具有一定的参考价值。

（5）亲友建议：他们比较了解你的状况，尽管意见可能不够专业，但往往更适合操作。更重要的是，他们也可以成为解决方案的一部分。

至此，相信你已经搜集了至少 10 个解决方案。也许它们都是正确的，但并不是每一个方案都合适，甚至有些方法可能是错误的，对你有害的。人的天性懒惰，有人很可能不假思索就照单全收了。无论是向我咨询的朋友，还是看过我文章的你，他们都很少思考——而是期望给他们提供一劳永逸的解决办法，但这是不可能的。所以，找到解决方案之后，还得做一件事情——确保它是科学而有效的。采取以下的办法，就可以做到这一点。

（1）写下自己的方案。当把方案写下之后，就能将它从想象中解放出来，真正开始考虑它。同时，它也会变得更加具体、清晰：在大脑里，它也许是"每天晚上跑步"；在书面上，它就会是"每晚八点半，在××公园跑步半个小时"。

（2）找出其中的逻辑。任何解决方案的背后都有一个逻辑，有些逻辑还包括隐含的前提。不管是希望开始跑步、尝试某种可能有效的减肥食谱，还是早睡早起，思考其中的逻辑会让自己对解决方案更有信心，这样就不会三步一回头。要是发现其中的错误之处，也能及时抛弃或是对它加以改进。

（3）论证逻辑是否科学合理。也许论证逻辑对自己而言比较困难，别担心，本书会教给你一个哲学常用的论证方法：**如果论证的前提为真，论证过程是有效的，那论证的结论必然为真。**这有点抽象，所以需要通过举例来让你掌握它的用法。

我经常听到"每天跑步就能减肥"的说法，这个命题看起来很简单，很多人对此都深信不疑。实际上它隐含了很多前提，也缺乏论证过程。还原之后，它会是这个样子。

这个结论的隐含前提起码包括：①消耗的热量大于吸收的热量，就能减肥；②能够坚持每天跑步；③跑步消耗的热量超过了吸收的热量。

而论证的过程则至少包括：①要跑多久或多远才可以减肥；②跑步之外

是否做了其他事情。看到这里，就肯定能够确定这种说法并不合理。

当刚开始使用这个方法时，可能会有些不习惯。但使用得越多，就会越熟练。我不止一次听到过"我的朋友说……，然后……""以前我……，现在也会有效"这样的说法。其中的逻辑不堪一击，因为别人的情况自己不一定完全清楚，只能看到表面效果而忽略了风险。过去的经验也不足以指导未来，时代变了。如果发现解决方案的逻辑没办法通过论证，那就重新回到第一步或第二步。

·改进你的方案。这一步并非必需的，有时需要实践之后才能发现更好的办法。如果方案已经通过论证，那就开始执行它。要是改进的方案能够更快地成功减肥，相信任何人都不会拒绝多走一步。

如果在确定方案和论证逻辑上存在困难，也可以请专业人士或信任的人帮忙。他们一般都懂得比较多，而且旁观者清，能找到关键之处。当完成了这一步后，就有了开始行动的依据。

准备好离开过去的那个你

恭喜你，现在已经找到了解决问题的正确方法。今天是一个值得纪念的日子，因为你已经准备好离开过去的那个自己。在跃跃欲试之时，希望记住下面几个基本原则。

1）每个人都有限制，但限制并不是留在原地的理由

也许没有空闲的时间慢跑，但可以在家做俯卧撑；也许没有钱去健身房，但在家一样可以锻炼；可能租住的地方小得连俯卧撑都没办法做，公园里仍有空间；可能没有一起运动的朋友，但现在各种运动小组比比皆是。我最欣赏一句话：成功的人会找办法，而失败者总在找借口。

2）尽可能利用所有资源，无论是时间、精力、金钱还是人

天性决定了人们不喜欢让别人知道自己的弱点，所以很多人都习惯单打独斗，但这并不是最有效的方式。可以把自己的减肥目标当成一次在敌营拯救大兵雷恩的行动，作为指挥官有下列几种选择。

（1）派出精英小队悄无声息地潜入，期望以最快的速度找到人，然后带回。

（2）重兵压境，在正面战场跟敌人拼个你死我活，靠实力碾压以求大获全胜。

（3）正面战场骚扰敌军的同时，精英小队趁乱潜入，悄悄带走雷恩。

很显然第 3 种选择才是最合理的，但人们很少在改变自己的过程中运用这种策略。很多人要么一直做着那些收效甚微的行动，要么期待依靠神奇的方法一举成功。如果坚持运动和控制饮食能让自己更快减肥，何乐而不为？

3）避免做拖后腿的事情

我经常给朋友们提供各种建议，都是一些亲身经历，也确实行之有效。所以，每次他们抱怨无效的时候，我总是一头雾水。直到社交媒体出现之后，才发现了问题的症结：尽管他们一直都在努力地做我建议的事情，但同时也在做那些极具破坏性的事情。

小仪非常想把腰围减下来。我给的建议是：适当的运动及控制饮食。她告诉我，每天都有跑步，而且吃的东西也比以前少了，但坚持了几个月仍然没有明显的效果。然而，我在微信朋友圈发现她经常在周末吃大餐。难得吃一次，她是这么说的。

4）经常思考自己是否走在正确的道路上

我会不时地回顾自己的解决方案，看看问题有没有得到改善，或者有没有觉得更轻松。你也同样需要不断问自己，正在做的事情是不是对实现目标有帮助。如果不是，就停下来，并做正确的事情。

小明是一个正在严格控制饮食的胖子，突然接到同学的生日聚餐邀请。他想，反正只是吃一次，应该不会有太大影响。不幸的是，这餐饭不仅把他辛苦几个月取得的成绩都搭上了，还重新燃起了吃货的小宇宙。

5）让行动发挥最大的作用

这是指花费最少的成本，同时获取最大的收益。减肥的成本包括花费的时间、吃的东西，以及为此付出的金钱和精力。完全不必花几万块请一个健身教练，也能够有同样的成果。在运动的时候，时不时停下来回复短消息，那就浪费了太多时间；同样，感冒发烧实在不宜坚持跑步，否则可能会病得更严重，浪费更多的时间。

每一个行动都可能会影响目标能否顺利、快速地实现。所以，在做任何事情之前，都需要考虑是否能够承担为此付出的代价。但并不建议你成为一个斤斤计较的人，这没必要，也很累。这里只是提出一些基本原则，它们是全部理论和方法的基础。

现在大家知道，成功实现目标仅仅需要3个简单的步骤：找到问题、提出方案和执行方案。如果按照这个步骤做，就会发现——原来拥有好身材并不是一件十分困难的事情。

第3章 千里之行，始于足下

任何伟大的成就，都是从微不足道的行动开始的。万里长城，也是由一块一块砖垒起来的。也许目标十分宏伟——比如从体重90公斤的大胖子变成彭于晏那样的肌肉男，或是从水桶腰进化到维密天使般的魔鬼身材，但这样的目标都是正常且合理的，可大多数人只是不知道如何实现它——我的意思是，从来都没有实现过。本章将会学习如何实现那些似乎遥不可及的目标。

高手总是在民间，而我妈妈就是这样的一个人，尽管她没读过什么书，却十分睿智。在我读小学一年级时，第一次考试，我很紧张，非常怕考得不好。妈妈的建议（至今我仍在使用它）是这样的：不要按从头到尾的顺序答试卷，首先把会做、容易做的题目做完，再完成会做但又比较困难的题目，最后再把不会做的题目填满，这样就能拿到很好的分数。从小学到高中的每一次考试，我都是这么做的。尽管我不一定是全班或全校最聪明的学生，但我总是用最快的速度答完试卷，并且成绩都名列前茅。靠着这个家传秘诀，即使在竞争激烈的高考中，我也是轻松自如，最终如愿考上心仪的大学。

上面这个建议堪称伟大的启示：任何看起来困难或无法解决的问题，都可以分解成容易的、困难的还有难以解决的、无法解决的几个部分。解决这个问题的第一步是——首先着手那些最容易的部分，前面取得的成果会让自己对后面解决困难的部分更有信心；另外，当你进入状态之后，困难的也有可能变得容易解决。通过将问题分解成小的问题单元，问题看上去就会更加容易解决，也不会再感到无从下手。接下来，将学习具体的做法。

从最简单的行动开始

10年前，我从手无缚鸡之力的状态开始自己漫长的变身之路。先从跑步开始。我所在的学校在广州大学城①，2005年的时候周围还很荒凉——晚上路上几乎没什么人，害怕跑步可能会遇到坏人。由于课程安排，傍晚不一定有时间跑步。为了养成跑步习惯，便决定在早上6点钟起床，第一节课之前还有充足的时间。但我习惯了晚上12点睡觉，第二天绝对不可能在6点钟起床——生物钟的调整很难，早起成为一个很大的问题。

我并没有同时开始跑步和早起，那是十分困难的事情。在这个过程的第一步，将起床时间从7：00提前到6：50，适应这个改变花了几天。然后，又是10分钟的提前，当然也可以适应。当能在6：00起床之后，就开始变身"跑男"了。这样的策略正是你所需要的。尽可能地重复这一过程，直到完全适应早起的节奏。或者，也可以把提前起床的时间缩短到5分钟。即使是在5点起床，如果单单集中精神在每一次提前的10分钟上，压力就会大大减少。如果重复的次数足够多，任何人都能够适应从7：00到5：00的起床时间变化。但反过来，即使是从7：00切换到6：30起床，想一天之内就实现也会十分困难。

可以把同样的策略应用到培养运动习惯或提高体能上。每个大学男生都必须考1000米跑，但对高中3年都很少运动的人而言，在规定的4分钟内跑完全程是几乎不可能的。假设现在跑完全程的时间是8分钟，实现这个目标需要将速度提高1倍。谁看到这个任务，都会认为十分困难。其实，只要有足够的训练就可以实现目标，而且有两种应对方式。

（1）跑1000米，但每次的完成时间都缩短5秒，4分钟的差距，只需练习48次。

（2）跑4分钟，但每次的距离都增加10米，500米的差距，只需练习50次。

---

① 广州大学城，共有10所大学，有一条内环路。内环路逆时针方向分布着8所大学，分别是中山大学、广东外语外贸大学、广州中医药大学、广州药科大学、华南理工大学、广东工业大学、华南师范大学和星海音乐学院。

每一次练习都有 5 秒或 10 米的进步，完全可以做到。当然，实际进行这么细的分割并不现实。然而，从最简单的行动开始之后，再困难的事情也有了下手之处。

脑洞大开：一切皆有可能

如果尝试过成功挑战自己极限的滋味，那么对"不可能"三个字的理解就会大大不同。我从不怀疑自己成功实现目标的可能性，因为曾经完成过一件看似不可能的事情——大学时我把《新概念英语 3》读了 100 遍。诀窍很简单，就是前面提到的那些技巧。下面将分享自己是如何做到这一切的，相信对大家而言也有很好的参考意义。

我的英文成绩不错，但总是做不到脱口而出，苦于没有提高的办法（你也有一个身材问题）。直到有一天，俞敏洪老师到我们学校演讲——提到他在北大读书时背诵了新概念英语 200 遍，口语得到极大提高的故事（参考别人的经验）。于是我想，背不到 200 遍，但读 100 遍总是可以的（找到解决方案）。我读一篇《新概念英语 3》的课文平均需要大约 3 分钟 / 遍，100 遍 300 分钟，每一篇都需要 5 个小时。全书一共有 60 课，就是 6000 遍、300 个小时（你的理想身材也是遥不可及的目标）。

正常人都会想，这怎么可能办得到！我就属于那种爱做梦的人，但热情只持续了不到一个星期，很快就丧失了信心（你可能也觉得减肥真的太困难，完全不可能）。在完全放弃以前，我想出了将这件事情变得容易的一招（也开开你的脑洞）。

拆分整本书，以每一课为单元，读完一课再进行下一课。2 天完成 1 课，1 天完成 50 遍。50 遍又分成 7 次完成，这样每次花费的时间平均只有 20 多分钟。在一天之中，只需找到 7 个 20 分钟的时间段来执行我的读书计划。这对时间充裕的大学生而言，完全不是问题。

实际执行计划的过程中，总会有一些意外事件，所以并没有在预期的 120 天之内完成它（你可能生病了或是工作太忙）。不过，最终也花了不到6个月时间，在整本书画了足足1200个"正"字，完成了那个异想天开的计划（你也一定能够实现自己的身材目标）。毫无疑问，提高口语水平当然有很多办法，只是我选择了其中最笨、也最单调的一种。但正因为它足够简单，才得以将心思全都放在了完成计划上，而不用考虑其他问题（或许你也需要一个笨办法，而不是聪明的办法）。

在任何人看来，这都是难以想象的事情，只有做过了，才会知道它并没有如此困难。除了将困难的目标分解成容易执行的事情之外，我也运用了其他技巧，比如在书上画"正"字。相信你已经有所启发。接下来将介绍更多实用的独门技巧。

现在放下这本书，起来走一走。看过那么多道理之后，如果不开始尝试行动，那永远都不会有所进步。如果想培养运动习惯，却又不知道从何开始，建议从散步或快走这样的简单运动开始。这对大多数人来说没有任何困难，毕竟每天都在走路。开始动起来后，好的事情就会发生。不久之后，会发现自己越走越远，或是越走越久，也会感觉比原来更有活力，希望尝试更高难度的运动。

像阿汤哥一样做计划

在《碟中谍》系列电影中，汤姆·克鲁斯[1]在每次重大行动之前，都会做一套详细周全的计划。离开可靠的计划，阿汤哥也无法完成"不可能的任务"。我之所以能够顺利完成读《新概念英语3》100遍这个"不可能任务"，也是因为制订了可行的计划。

计划往往赶不上变化，这是很多人不做计划的理由。他们认为计划会限制自己，而且计划也没有什么实用价值。另一些人会做计划，但他们否认计划的价值，因为他们从来不按照计划做任何事情。还有一种人，因为各种意外事件，使得计

---

[1] 汤姆·克鲁斯，好莱坞著名男演员，外号"阿汤哥"。

划常常被打断，无法按照预期执行。其实，他们对计划的理解都错了。做计划不仅可以让人从问题中解脱出来，专注于解决方案，而且计划也是可以变化的。仍以《新概念英语 3》为例，说明一个有效的计划应该遵循怎样的原则。

（1）计划的每一步都应该易于执行，这样就没有太大压力。如果感觉到了困难，就再次分解计划。比如，将每一天的数量控制在 50 遍，然后分成 7 次，每次是 20 分钟，这是可以接受的水平。

（2）每一步都应该有明确的完成结果。这样就能知道自己做得怎么样。每天都需要读 50 遍，画"正"字就是一种记录结果的方式。

（3）完成 80% 就很不错，90% 非常好，苛求 100% 会付出太大的代价。有时学习比较忙，如果仍坚持完成 50 遍，就需要熬夜。

（4）一直坚持做完至少 80%。我要求自己至少读完 40 遍，有一天我这么做的时候，刚好正在跨年，舍友们都出去倒数了。

（5）不要在无关紧要的事情上浪费时间。当做这件事的时候，会尽量找一个没人打扰的地方，也不会让手机短信干扰我。

（6）如果偏离了正道，就尽快回到正道。如果刚好有同学找，不是紧急的事情就会请他晚点再来，或是告诉他等自己完成之后，就会找他。

可行的计划是成功变身的关键所在。但请记住，我并不能给出一个任何人都适合的计划。如果有人说存在一种"万能"的减肥方法，那么他一定是骗子。虽然人人都有惰性，但制订计划这件事情，还需要自己去完成，当然寻求别人的帮助也可以。在计划上花的心思越多，成功变身的机会就越大，速度也越快。不过，计划并不是详细周全的才是有效的，有时候简单的反而更好。下面来看一下我为跑步而制订的计划。

首先，考虑一个合适的时间。如果是早上，应该在跑上半个小时之后还有洗澡的时间，保证上课不会迟到。如果哪天能约上同学一起晚上跑，就不需要担心安全的问题。提前跟同学确定时间，而不是去找他的时候才发现他刚刚吃饱。

其次，尽可能选择方便的地方。广州大学城的内环路就在宿舍楼后面。2005 年的时候，这条路几乎没车，人也很少，很适合跑步。如果选择去学校的操场，不仅很远，而且常常人满为患。

最开始跑步的那几天，预计能够跑到华南理工大学。尽管这段距离不到 1500 米，但对我而言已经很不容易，跑到那里就算完成了计划。不过我还是高估了自己，我并不能跑那么远，所以调整了计划，只是尽全力跑到最远的地方。

另外，一个体能很差的人尝试跑步，也是对意志力的考验，尤其是在只有一个人跑步的时候。沉重的双脚、急促的呼吸、晕眩的头脑，都是一种折磨。相信你也会经历这种考验。那个时候，我并没有现在这么多秘诀——只能安慰自己，想改变瘦弱的身材，痛苦是必不可少的过程。如果能够自我鼓励，就能度过最初的不适应，从而坚持到下一个阶段。如果有一个小伙伴，会更加容易。不过，痛苦也是一大助力（本书将在第 5 章介绍如何利用痛苦）。

也可以把这样的技巧运用到控制饮食的计划上。我小时候和大多数人一样，每天都吃得很多，但那时并没有餐餐大鱼大肉，所以很少人会发胖。现在生活条件好了，但很多人还是习惯多吃，体力活动又少，难免会发胖。我也同样保持着这样的习惯，直到今天，依然能够比同龄男性多吃一倍的食物。除了保持运动之外，控制饮食也是保持身材的重要原因。

三餐一般都只吃八成饱，并且尽量多吃蔬菜。要是遇到喜欢的食物，就会多吃一点，即使是很多很多的肉。如果吃牛肉火锅，能整整吃上一大盘肉。不过，我会有意增加当天的运动量，比如，多做几组的俯卧撑。三餐之外，基本不吃零食，每天都会保持几个小时的饥饿状态。如果馋虫发作吃了零食，就会相应地缩减正餐的分量。并不需要精确计算食物热量，因为长期保持运动的习惯可以帮助消耗多余的热量。如果不想吃得太多，便会发现根据计划来吃会更容易控制饮食（在本书第 3 部分你将会了解更多的饮食原则）。

让好的计划更好

前面看到的都是计划被成功执行的例子。事情并没有这么简单。不管愿不愿意，执行计划的结果有可能不够理想，也有可能完全无效。在极少数情况下，它会取得出乎意料的效果，但不应该抱有这种期望，应该始终对计划保持冷静、客观的态度。

改进计划是不得不做的事情，它关系到所做的努力可能成功或者失败，所以应该认真对待它。要改进计划不需要懂得更多，只要拥有足够的耐心，任何人都可以做到。

第一步是认真思考自己是如何执行解决方案的。改进的机会存在于细节中，但很容易忽略它。想想自己的跑步方式，是如何呼吸的，手臂是如何摆动的，速度有多快……

在找到细节之后，下一步就是分析它们，寻找缺点。也许会认为自己已经做得十分完美了，但请记住，即使是顶级运动员，也有进步的空间。

最后一步是改进、消除缺点。应该尝试各种可能的方式。有时候，自己的改进可能完全行不通或者失败，不要觉得自己的努力白费了，因为它们仍然有重要意义，就像爱迪生说的——"先生，你错了，我只不过是证明了1000多种材料不适合做灯丝而已"。

对初学者而言，大多数情况下，失败和错误都是必然的结果。智者千虑，终究必有一失。如果对不够理想的结果有一个清醒的认识，就会发现它们不过是找到正确方法的垫脚石。每一次反思都会让自己做得更好。当不再把时间浪费在犹豫是否继续之上，离成功变身就更近了一步。曾有一个你说，"我已经坚持运动差不多两个月了，每天运动 1～2 小时，也不瘦，我都想放弃了。"相信这种现象并不少见。太多人失败都只是因为忘了改进自己的计划而已。

失败和错误不是敌人，最好的方式是——将它们捡起来，然后继续向前走。实现目标的速度有多快，取决于从错误和失败中学习的能力。多年以前，我就总结出了自己的"射箭"理论——"瞄准、射击，走近、瞄准、射击，再走近、瞄准、射击；离靶子越近，命中概率就越高，成绩也就越好"。正是这个简单的理论，让我得以实现从"皮包骨"到"穿衣显瘦，脱衣有肉"的进化。

"瞄准"意味着需要在行动之前对它进行思考，很多人忘了做这一步，但它却是至关重要的一步。就像前文提到的那位你，她没有思考为什么自己迟迟没有进展。没有进行实际的射击，只是不断地瞄准，那就不会有任何进展。在大多数情况下，行动远比思考重要。行动了，就能得到反馈。或许，你也可以把"射击"调整到第一步。"走近"是指提高成功率的努力，也是指对行动越来越熟悉的过程。熟能生巧，经过足够的练习，做任何事情都会越来越得心应手。

种一棵树的最佳时间有两个：十年前，还有现在。改变自己也一样。只要能坚持一点一点地进步，便能实现看起来遥不可及的目标。

第 4 章　Goal！Goal！Goal！

2005 年，当我为实现自己的目标而开始跑步时，世界完全是另外一个样子。那个时候广场舞还处在萌芽状态，大部分人对健身房的印象还是电视中大佬出没的"恐怖"场所，也没有现在流行的各种运动 App。大家的身材都还没怎么走样，甚至有些人还在为改善经济条件而烦恼，很少人抱怨发胖。人们说某个男生身材好的时候，就说他有肌肉。当时只知道胸肌、腹肌、二头肌还有三头肌这几个术语。但是，这样的现实并没有阻碍我实现目标。

现在，如果谁想了解关于运动、饮食和营养方面的知识，都可以在网上找到答案——比当年在图书馆里看的书讲得更详细、更深入，当时因为信息闭塞只能在图书馆寻找答案，一旦发现合适的书籍就能帮助建立起关于运动、饮食和营养的正确知识体系。如今，手机里可能装着 ×× 运动、×× 健身等好几个运动 App，微信还关注了各种推送健身减肥 Tips 的公众号——好像它们都说得对，生怕错过每一根救命稻草。但也许会发现它们之间存在各种矛盾。今天这个时代的信息太过泛滥，所以不可能将所有的东西都看完再来分辨谁对谁错。这却阻碍了取得成就的步伐。

这是"00"后的时代了，手机、网络和社交媒体无处不在，人们的注意力被形形色色的诱惑吸引着。压力也无处不在，使生活逐渐脱离正轨，渐渐走样的身材成为很多人的噩梦。

正因如此，树立一个激动人心的身材目标才更加重要。这个目标对于能否成功变身不可或缺，但它跟现实情况之间也许存在巨大鸿沟，似乎不可能实现；但如果不这么做，可能会离目标越来越远。

在足球比赛中，如果一方射门得分，解说员并不说"进球！"而是大喊"Goal！！！"这个词在英文中既有目标也有得分的意思，发音听起来又像Go，蕴含着鼓励行动的意味。本书不仅希望你有一个激动人心的身材目标，更希望能够实现它。Let's goal！

一个目标，两种命运

发生在周边人身上的事情可以给你带来重要的启示。10 年前，我和同学小超相约一起跑步，每天晚上沿宿舍后面的内环路跑一圈。虽然两人身高差不多，但我身体素质可比小超差多了。我是骨瘦如柴，小超虽算不上壮硕，但身体素质挺不错的。

那个时候经常看台湾地区的综艺节目《我猜我猜我猜猜猜》，偶尔会有肌肉男这样的主题。看到节目里面提到了"斯文肌肉男"这个词，我便决定把它当成奋斗目标。虽然这个目标并不明确，但也足够激动人心。直到有一天在公交站看到韩国明星 Rain 的广告海报——宽厚的胸肌、清晰的六块腹肌、壮硕的手臂，一下子就击中了自己的大脑——就是它！我理想中的身材就是这样子。在那之后，脑海里就一直记着这个目标。实现这个目标很困难，所以 10 年过去了，还没有完全实现目标，但已经拥有了很多人都羡慕的身材。更重要的是，我还在继续为此而努力，丝毫不敢懈怠。

小超也有一个简单的目标——跑步锻炼身体。他的目标也很合理，但是除了跑步外，打篮球、踢足球等也可以锻炼身体。所以，有时候他想玩游戏或者看电视剧，就会拒绝跟我一起跑步。渐渐地，我们一起跑步的次数越来越少，最后便开始了一个人孤独奔跑的日子。

为了实现目标，每天都满怀激情去跑步。不管做什么，只要是能实现目标的事情都会尝试。每当觉得太辛苦，忍不住中途放弃时，就会想到那个未来的自己，感觉就像是放弃一个明日之星那样可惜。目标就像黑暗中的灯塔，绝望时的救赎，宗教般的心灵抚慰，引领着我继续前进。

时间越长，小超和我的差距就越大。2009 年大学毕业的时候，我已经将骨瘦如柴的标签去掉了，也练出了不错的肌肉。小超，原本还挺标准的身材，已经开始有点发胖了。毕业后好多年不见，2014 年在同学婚礼上再次见面时——我的身材比原来更好了，但小超毕业后由于饮食不节制和疏于锻炼，体重已经飙升到了 90 公斤。他的基础更好，但是不同的目标，让我们在 10 年后有了如此大的差距。如果都保持习惯不变，再过 10 年，可能我的身材还很好，他却可能已经被"三高"之类的疾病缠身。

这就是有一个长远目标的重要性所在。当然，目标也仅仅是其中一个重要因素，但如果也想开始同我一样成功变身的过程，就需要重新思考自己的目标。

为什么需要一个激动人心的目标

　　"请你告诉我，我该走哪条路？"

　　"那要看你想去哪里？"猫说。

　　"去哪儿无所谓。"爱丽丝说。

　　"那么走哪条路也就无所谓了。"猫说。

　　　　　　　　　　——摘自刘易斯·卡罗尔《爱丽丝漫游奇境记》

我一直都相信一句话，如果不知道要去哪里，那么哪里都去不了。很多人不理解何谓目标，但也许会有人反驳，"我也有一个目标啊，减肥！"减肥只是一个过程或行为，就跟打车一样。假如已经上了出租车，再跟师傅说："我要打车！"这难道不是笑话吗？不管是去城南还是城北，不管师傅怎么走，首先得有个目的地。

那些减肥失败或深陷泥潭的人，大多数都缺乏一个激动人心的目标。想象一下，假如我的目标只是让身材变好，可能就不会这么努力。人的投入程度和目标的伟大程度是相关的，所以马云那样的企业家总是喜欢提一些远大的目标。只有足够远大的理想，才有机会吸引到足够多的人为它努力；只有足够远大的目标，才能让人投入足够多的努力。另一方面，为这个 120% 的目标可能只付出了 80% 的努力，但依然有 96% 的结果。相反，假如目标只有 60%，就算付出 100% 的努力，也只有 60% 的结果。

若目标就只是静静地减肥，不行吗？减肥的过程既令人疑惑，又困难重重。如果是一个意志坚定的人，或许能够穿越重重迷雾，不需要任何目标的指引就能够到达成功的彼岸。即便意志力超人，它也有极限，就像电影《魔戒》中的主人公佛罗多最终也抵挡不住魔戒的诱惑。更何况，大部分人的意志力都只是普通水平。很多人把自己失败的原因归结为意志力薄弱，健身教练说那些不能坚持的学员"心态有问题"。然而，毅力和心态都是虚无缥缈的概念，并不是可以依靠的。这正是本书极力想证明的。要想真正走上成功变身的道路，双脚就必须站在坚实的大地上。

在大多数事情上，人们都只能预测不太遥远的将来。那些遥远的目标不是离现实太遥远，就是与最终结果大相径庭。比如 10 年前，我就从没想过会把自己的经历和心得写成书这件事。不过，身材的目标和结果都是确定的。只要采取正确的方法，假以时日，任何人都能实现目标。至于想要的正确方法，就是本书的精华。

理论上讲，只要不涉及天生条件，所设定的任何目标都可以实现。有人想成为阿诺德·施瓦辛格一样的壮汉；有人要像彭于晏那样穿衣显瘦、脱衣有肉；也有人想练出袁姗姗的马甲线；甚至有人要做金刚芭比。这都没关系，只要是自己喜欢的样子就好。

和大家交流你的目标

在改变自己的 10 年中，我很少寻求帮助。并不是不想，而是因为那时身边没有运动、健身很厉害的同学和朋友，也没有钱去健身房请教练。所以，只能自己摸索，遇到困惑就求助于互联网或专业书籍。如果有人指导，相信进步会更快。所谓久病成医，尽管我没有专业背景，现在也成了大家眼中的专业人士。

如果你比较独立或者很爱面子，可能就不会主动寻求别人的帮助。我就有这样的朋友——她们总是首先自己尝试各种减肥方法，等遇到困难时才会咨询专业意见。这样做可能会取得一定的效果，但更可能徒劳无功甚至产生反效果。即使著名健身教练写的文章，也可能与自己的情况大相径庭。要想更快、更容易地实现目标，一定需要其他人的帮助和合作——不管任何人。

当然，也完全可以一个人实行自己的计划。但有了别人的帮助，所取得的效果会更好，实现目标的速度也会更快。帮助自己的人，无须比自己厉害，也不必懂得更多。不要忘了，即使是刘翔，他的教练孙海平也不是最顶尖的运动员。相反，那些个人成绩斐然的超级运动巨星，大部分都做不了优秀的教练。

为了让别人帮助自己实现目标，必须能够和周围的人交流自己那个激动人心的目标。也许有人会以为这很容易，交流谁不会呢？其实不然，很多人在咨询我的意见时，提出的问题大部分都不明确，也没有说自己有多么想实现目标。最常遇到的问题有，"我想瘦腰，怎么做才好？"或"我太胖了，什么是最快的减肥办法？"或"哪些动作可以帮我练出马甲线？"我当然都会尽量回答，不过这些问题都太平常、泛滥，以至于久了之后我都有些疲乏。

如果有一个人对我说，她的愿望是拥有维密天使的魔鬼身材，或者他想要跟彭于晏一样穿衣显瘦、脱衣有肉，我肯定就会特别上心。至今还没有遇到过有这种雄心的人。如果遇到热情高涨和志向远大的朋友时，难道我不会像身怀绝技的老师傅遇到骨骼清奇的学武奇才那么惊喜，然后倾囊相授吗？相信你可能也会有一样的想法——如果有一个特别上进的下属，难道不会特别关照他吗？跟别人交流目标并不是一件简单的事情，做得好的话，也会有好的效果。那怎么做才能达到最好的效果呢？

首先把自己那个激动人心的目标写下来，可能梦想拥有维密天使的身材，或者要变得跟 Rain 一样壮硕。不管目标是什么，写下它。然后，继续思考以下问题。

（1）所有能够实现这个目标的行动：不管是跑步、去健身房锻炼还是控制饮食。

（2）所有能帮上忙的人：可能包括父母、同学，甚至健身教练。

无论是请父母准备低热量的健康食品，拜托老公去买菜以腾出时间去跑步，或者是请一个专业教练来指导，尽可能地得到其他人的帮助，离开其他人的帮助，实现目标就会更加困难。每个光鲜亮丽的明星背后，都有一支强大的支持团队。

每个人也不例外——吸引到的团队成员越多、越强大，成功变身的机会就越大，速度就越快。

尽管如此，还是有一种人不愿意寻求别人的帮助，因为他们害怕暴露自己的缺点，或是被别人嘲笑。最近我请求大家帮忙转发与减肥相关的文章，但很多女生拒绝了我，理由是"她并不想告诉别人自己正在减肥，这多少有点令人难堪"。

对很多人而言，和别人分享自己的目标，也相当于许下一个承诺。如果到期没有实现，他们就会觉得很难堪。另外，在文化和教育里，也没有鼓励寻求帮助的传统。所以，现在有了越来越多的"女汉子"；而那些能够示弱的女生（不管有意无意）则很容易被认为是装模作样。这些都是凭空想象出来的压力。

尽管我依靠自己的力量就能穿衣显瘦、脱衣有肉，但不仅之前会拜托同学一起跑步，现在也会为提高安全系数而邀请小伙伴一起长途骑行。为了实现拥有好身材的目标，也必须大胆地和别人交流自己的目标。希望你热爱"丢脸"，这是我学习"疯狂英语"时感受最深的一句话——只有不在乎别人怎么看待自己的时候，才能真正全身心地投入正在做的事情中。

让目标获得最大的收益

现在，你肯定有了一个理想的身材目标，或许也已经跟身边的人交流过了。觉得十分激动吧，然后呢？把它记在脑子里。只有在快要放弃时才用它来激励自己吗？当然不是，那个目标还会有更大的用处，但也需要对此有更多的关注。

可能在此之前，还没有学习过如何思考自己的目标，不过会习惯的。请记住自己已经学习过很多事情，如开车、游泳等，改变习惯也不是什么困难的事情。设定一个目标很容易，但为了使它发挥最大作用，必须按本书所说的去做。以下就是方法。

1）经常看到自己的目标

为理想身材挑一张喜欢的照片，不管是设为手机桌面，或是打印出来贴在镜子上或放在办公桌上，目标每出现一次就能够提醒自己一次——自己正在为之努力的是何等远大的理想。

2）考虑自己与目标之间的差距

这个差距可能很大，但没关系，只要你给自己足够的时间和耐心，一定可以实现。Rain 的身材就是"斯文肌肉男"的最佳诠释——身材匀称、肌肉发达但又不会令人恐惧。我已经为自己的目标努力 10 年了，这个差距在不断缩小。对比自己和目标的差距，就知道身体哪一个部分需要改变，以及需要做哪些努力。

3）想象自己已经拥有了理想身材

我以前常常想象着自己改变之后的样子。现在你也许不用想象。如果曾经的身材就是你的理想，那就找出以前的照片。不然，也可以用 PS 或美图秀秀制造出理想身材，切记不要活在幻想当中——拥有好身材并不意味着就能成为万人迷、人见人爱、车见车载。但是，必须发挥想象力。当实现目标时，自己已经多少岁了？气质看起来怎么样？穿上那件衣服的样子如何？每天吃的东西是什么？几点起床几点睡觉？每天都在做什么运动？思考这些细节，会对目标的理解更加现实，而不是盲目乐观。

4）为目标设置合理期限

当年，我为自己设定的期限是 4 年。因为基础实在太差，不知道需要多久才能实现目标，所以给了自己充裕的时间。不过，如果确定 10 年后才能拥有维密天使的身材，又会觉得时间有点久了。这种情况很少见，大多数人都高估自己的能力又低估实现目标的难度，比如有些人的目标是"3 个月内瘦 15 公斤"或"在明年元旦之前练成美国队长一样"，几乎不可能实现。并不是说完全不可能在 3 个月内瘦 15 公斤，或是在几个月内练出美国队长的身材，如果有一套行之有效的方案的话；不然，还是需要为目标设置合理的期限，才不会注定失败。

5）考虑现实条件

有些人实现目标会快一点，因为他们拥有更多的资源，括时间、精力和金钱，也包括身体的基础条件。但是，即使没有太多资源，如果每一步同样都能够按计划顺利完成，也不用担心自己的进展太慢。

6) 分解目标

还记得《新概念英语 3》的例子吗？任何大的目标都可以分解成更细的子目标。当把所有子目标都完成后，大的目标也就随之实现了。

这里要提醒你，不要把目标和幻想混为一谈。目标可以通过努力完成，而幻想就像浮在空间的楼阁。很多人都把体重作为目标，在此以它为例来帮助你理解目标。

你的目标可能是"6 个月内，体重降低 6 公斤"。这个目标看起来比较合理，但对于一个超重 20 公斤，也没有运动习惯的人而言，它就是一个很有野心的目标。

要实现这个目标：首先，需要了解超重的根本原因（一般都是吃得不健康，同时也缺乏体力活动），并根据它制订一个行动计划。很可能需要调整饮食习惯和增加运动量以降低体重。其次，需要了解每天的合理饮食水平，以及应该保持多大的运动量。之后，应该列出哪些食物是可以吃的，以及哪些运动是可以做的。

谁来监督你控制饮食？肚子很饿的时候能吃什么？谁能和你一起跑步？时间、地点、持续多久？这几个问题都只是开始，思考得越多，问题也就越多，相应地，就能从中找到具体的解决方案。

Let's goal!

在足球比赛中，破门得分需要经过一系列的步骤，想必大家都熟悉这样的一个场景——守门员传球给后卫，后卫传给中场，中场传给边锋，边锋带球突破底线传到球门前，前锋一脚劲射得分。大部分的比赛都不可能如此顺利，但也有马拉多纳单凭一人之力连过 5 人最后破门得分的传奇。这给了人们一个启示：要实现最终的目标，首先得完成一系列的小目标。

分解目标是一门学问。多年前我读大学时认识了目标管理的概念，这是已故管理大师彼得·德鲁克在 1954 年提出来的。目标管理不仅用于企业经营，也是个人生活的得力助手。

目标管理的第一步是设定目标，应该学会这个重要的技能。一个好的、合理的目标应该遵循几个原则：

（1）**有挑战性**。设定目标的意义是取得进步，所以不要设轻而易举就能实现的，而要设必须付出一定的努力才能实现的目标。若本来就能跑 1000 米，设定 1 个月后能跑 1200 米的目标，就没有什么意义。

（2）**有时间期限**。一定要用期限来管理目标，不然很可能陷入无限的拖延当中。期限就像定时炸弹，定下来的那一刻就有了压力。但要想在 1 个月内就拥有魔鬼身材，是万万不可能的。

（3）**具体**。可以把体重或腰围的数字当成目标，也可以用理想的身材作为努力的方向。我更喜欢用数量来衡量自己的目标，比如做俯卧撑 100 个。

（4）**在能力范围内**。如果从来没跑过马拉松，第一次就想跑第一名是绝对不可能的，但经过几个月训练跑完全程却是一个合理的目标。很多人设置的目标尽管有极大的挑战性，却完全脱离了现实。

（5）**结果可衡量**。努力之后到底完成了什么，自己应该心里有数，这样会更容易坚持下去。比如，体重减了 10 公斤或俯卧撑做了 50 个，都是明确的结果。

（6）**过程可衡量**。也就是说，付出了什么样的努力，就一定会有预期的结果。可以知道跑步 5000 米会消耗多少热量，但根本无法预知吃某种减肥餐会掉多少公斤。很多人常常忘了这一点，所以总是被那些哗众取宠的偏方所欺骗。"××减肥茶，真的能想瘦就瘦吗？"

（7）**对自己有益**。难道还有人会做对自己不利的事情吗？是的，自残、自杀的例子并不少见。比如，有一些人盲目追求快速降低体重，强制 1 个月减 15 公斤，就是有害无益。他们会节食，不吃米饭，甚至只吃少量水果蔬菜，这很容易导致胆结石。医生说，当减重速度超过每周 1.5 公斤时，胆结石发生的危险就会突然增加。

（8）**有时间和条件实现它**。当工作太忙而需要经常加班时，一周没有几个小时可以训练，那跑马拉松的目标就不太现实；假如收入不算丰厚，去健身房已经让自己捉襟见肘，那就完全可以把请健身教练的钱省下来。所设定的目标应该不至于影响正常生活。

（9）**真的想要实现它。**实现完美的身材目标，是每一个人的愿望，但生活并不是只有如此。尽管我很想拥有轮廓分明、巧克力一样的八块腹肌，但那需要严格的饮食控制，并且需要花更多的时间训练。我已经有明显的八块腹肌，足够令自己满意。因此可以将时间安排在其他感兴趣的事情上。

让合理的目标更合理

改进目标，也就是改进解决方案和计划，让它们更可行、更有效。尽管需要从中找到存在的缺点和问题，但重点在于改进它，而不是挑刺。并非每个目标都需要改进。一些简单的目标，如买一双什么颜色的运动鞋，就根本不需要改进或者征求别人的意见。有时候，可能一下子就制定了一个特别好并且很合理的目标。但大部分人都没有这样的运气和天赋，我也是反复实践之后，才总结出了一些原则。

我大学时养成了一个习惯，就是将每天计划完成的事情，也就是目标写下来。笔记本里写着诸如"跑步1个月""今天做100个俯卧撑"之类长期和短期的目标。每个人的目标都不一样，你的目标可能包括"今天少吃一碗饭"或是"体重要降到50公斤"。这样的目标可能不符合前面提到的原则，但没关系，先记录下来，不然它就只是幻想。

在没有写下来之前，任何目标都是模糊不清的。大脑里记得"半年后我要瘦10公斤"对实现目标毫无帮助。但是，如果在本子上写着"2016年8月31日，体重减少10公斤"，这种感觉就会从云里雾里变成脚踏实地。

当目标被记录之后，它不仅是动力，也是压力。相信读到这里，你就已经证明了自己不是一个逃避现实的人，希望改变自己。假如更进一步，向全世界宣告自己的目标，就只剩下行动这条路可以选择。以前也许曾默默许下过无数个目标，却无一完成。这一次，写下目标，结果会不一样。

目标越具体，就越有可能实现它。想知道如何做到这一切，请看下面这个例子。

很多女孩的目标都是"减肥"，但这个目标完全没办法发挥作用。它既不清晰，也没有时间期限。具体一点的表述是，"我希望 30 天后，体重能够降低 10 公斤"。这个目标不一定现实，但它已经变得清晰而且有了明确的时间期限。继续按照以下步骤进行。

（1）需要采取什么行动，才能让体重降低 10 公斤？该如何控制饮食和运动？

（2）知道每一步都应该做什么吗？有哪些细节需要特别关注？

（3）自己的身体状况能够承担这样的运动量吗？真的能够控制自己的食欲吗？这些都是可以预计的困难。怎样才能克服这些困难？

一旦试着去寻找这些问题的答案，就可以将目标打磨得更加合理。如果做得不错，那最后的目标可能是："我的目标是在 2016 年 9 月 30 日之前，体重降低 10 公斤。在接下来的 6 个月里，我会坚持每天跑步半小时。我需要遵守严格的饮食计划，按照健康食谱吃东西，并且拒绝任何大餐。同时，我要请家人和朋友监督我的计划，因为我的自制力不靠谱。"

如果对改进目标的过程感到气馁，请不要放弃。别忘了自己的"后援团"，他们是最强大的助力。

现在，已经知道了如何设定一个目标，并且改进它。每一个目标都对应着一个行动方案和计划。开始尝试那些已经学到的办法吧。接下来，行动就是唯一的依靠。可以起床之后沿着小区跑几圈，或是晚上和朋友结伴去健身房。一旦家人知道了你减肥的坚定决心，就不再要求你将饭菜都吃完，朋友们也不会再用美食诱惑你。

拥有好身材，只需一个目标，事情本来就是如此简单。Let's goal！ Goal！ Goal！ Goal！

第 5 章　你不是木头人

人是一种复杂又矛盾的动物，难怪孟子曰"人性本善"，而荀子言"人性本恶"。古往今来，无数的哲人学者都对人性有过深入的研究。从高中时期起，我就对人性产生了兴趣——为什么人的特点各不相同，而又有相同之处呢？

水能载舟，亦能覆舟。如果能利用人性的特点，做任何事情都会更加顺利；如果被它控制，它就是绊脚石。

有人可能认为减肥需要强大的意志力才能成功，健身教练也把很多人苦无进展的原因简单地归结为"心态不好"。太多人把那些成功减肥的例子当成励志的故事——这么做的结果就是，如果做不到，就很容易认为自己是懒惰、意志力薄弱的人。相信大家经常听到这样一句话——如果不逼自己一把，怎么知道自己有多牛。

大错特错！任何人都不是一个木头人！

人们听到毅力或者坚持的第一印象，就是困难和辛苦。第一印象是很难改变的，一旦开始这么认为，就很可能一直持有这种观念。在很多人眼里，像我一样坚持运动 10 年或是控制口腹之欲，都是比登天还难的事情。如果不是毅力惊人，根本无法长期坚持。想到自己和理想身材之间还阻隔着重重困难，难道不会觉得沮丧吗？

不过，这一切都是因为还没有认识到自己的心理是如何发挥作用的。成功变身跟坚强的意志力没有多大关系，因为依赖它的人几乎都失败了。不需要有愚公移山和水滴石穿的决心，也不需要有特别聪明的头脑。如果听从我的建议，你将对实现自己的目标就会更有信心，当然，做起来也会更加容易。

我将自己研究心理学多年的心得浓缩在这一章，既包括专家理论，也有独门秘诀。如果书中提到的问题符合自身情况，应该寻找进一步的解决方案。人的心理无法用短短的篇幅解释清楚，但希望你能够以此为基础，思考更多对自己有帮助的方法。

良好的心理素质是一种习惯

拥有良好的心理素质，不仅需要对自己有正确的认识，还必须意识到它是一件可以学习的事情。很多对自己身材不满意的人，每天起床照镜子的时候，大脑里想的可能是"我不要再做胖子，我希望变得苗条。我想减肥，但不知道怎么办才好。唉！真是烦恼啊"。这并不是正确认识自己的方式，只是习惯了每天都紧盯着那些缺点，而忽略了自己的潜力。

最重要的是要意识到：缺点，只是意味着它需要被改进，以及还有进步的空间——只有毫无缺点的人，才会止步不前。试试看，在开始新的一天之时，想想如何让自己变得更好的方法，不管是跑步还是吃得健康一点。相信肯定会有不一样的感觉。当不再执着于缺点，而是全神贯注于目标和解决方案时，将会发现世界已经和以前不一样了。

改变自己的习惯可能会不适应，这很正常。当鼓励别人开始培养运动习惯的时候，他们可能会说："道理我都懂，但是我这人就是比较懒，我就是不擅长运动，我坚持不了，我对自己没有信心"。无可否认在很多个领域，有些人天生就做得更好，其他人怎么努力都无法赶上。人与人之间的基因和天赋差异是真实存在的，科学已经证明了这一点。就算我从小开始每天都练习 110 米跨栏，也不可能有刘翔一样的成就。不过，在日常生活中，人们都还没有努力到需要拼天赋的地步。那些在某个领域有所建树的优秀人士，很多都会被贴上"天赋过人"的标签。因为这种成见，很多人从来都不敢走出舒适圈，接受新的挑战。

另一方面，严格自律或者作息规律，很容易被认为是乏味无趣的表现。为了让自己保持所谓的"创造力"，很多人都排斥规律的生活，但那些创造力惊人的著名艺术家，比如达·芬奇，都是最严格自律的人。发生在我身上的事情也可以证明他们的看法是错误的。

2011年，有一段时间我每天都是早上5点起床晚上9点睡觉。我的小伙伴们笑我是"老人"。更搞笑的是，某次高中同学聚会，喝醉的小浩同学指着我的鼻子说——"作为21世纪的有为青年，你怎么可以9点睡觉5点起床！"（我发誓，这是原话）实际上，严格的作息给了我更多时间去学习新的技能，那段时间里我学会了用PowerPoint画画，写了很多文章，也看了很多书。2014年，我自学了Android编程，还独力开发了一个移动应用。现在我每年至少能看50本书，包括心理学、艺术、经济、政治、历史和哲学等各个领域。除了运动外，我还运营了一个公众号，给朋友们提供运动和减肥建议……

如果想要改变自己，就得抛开过去那些不合理的偏见。必须学会如何正确地思考，这比运动和控制饮食重要得多。接下来，将带领大家走进奇妙的心理世界。

你的拖延症有救了

当我决定改变自己的时候，并非义无反顾，而是挣扎了很久。不仅害怕改变的过程太痛苦，也在等待一个最佳时间。如果你也这样，想必会说"从明天开始就减肥""这是最后一次大餐，以后再也不吃了""等我考完试，就有时间运动了"。这样的情境，是不是有很熟悉的感觉？

假如答案是Yes，那么你就是一个拖延症患者。不过这很正常，每个人或多或少都有拖延的毛病。只要拖延的习惯没有破坏正常生活或是阻止自己追求幸福的生活，就完全没有问题。毕竟人无完人，谁都有一些小缺点。但是，一些人的拖延症已经让他们的身材越来越不受控制，陷入自怨自艾的泥潭而无法自拔。

一个典型的拖延症患者会打算明天开始运动，然后就没有然后了；或是准备去游泳，但磨蹭了大半个小时才出门；也许他不喜欢别人逼自己跑步，就拿生病当借口；他会想着只要开始减肥就一定能很快瘦下来，何必急于一时。

简·博克博士和莱诺拉·袁博士是美国加利福尼亚大学的资深心理咨询师，研究拖延症已有几十年了，《拖延心理学》一书就是她们的研究成果。这本书是拖延症患者的福音，值得一读。人们为什么拖延？两位心理学博士给出了很好的解释：

"我们都是完美主义者，希望能做好，却害怕失败，所以迟迟不肯迈出第一步。"

"有时因为拖延，我们反而阴差阳错做得比较好；有时因为拖延，别人称赞我们的小聪明和高效率；在最后期限过去时，如释重负的感觉也让人很享受。"

"拖延源于厌恶和憎恨。如果我们讨厌某个人、某件事，就可能对于这个人和这件事消极怠工，作为另类反抗的一种形式……"

这本书给了我很多灵感，因此总结了这么多年来，发生在自己和朋友身上的常见拖延毛病。

1）很多人知道自己需要运动，但从来不开始运动，或是一再延迟运动的计划

可能有人觉得自己还年轻，身体倍儿棒，等以后再运动不迟；可能有人觉得工作太忙，没有时间去运动，等有空再去；可能没有把计划告诉任何人，也没有人监督自己，所以做不做都无所谓……

这都是幻觉。年轻时不运动，以后老了就更可能不运动，而且很可能运动不了。也许现在没病没痛，身体却可能隐藏着健康问题。假如没有时间去运动，那有时间看电影、聊微信、刷微博、吃大餐吗？现在没有时间照顾身体，以后肯定要花很多时间去医院。一定要告诉亲朋好友，自己准备开始运动减肥，决心成为一个更好、更健康的人。这样，他们就会问，昨天去哪里运动了？最近减肥的效果怎么样？如果比较爱面子，肯定不会无动于衷。

2）一些人总是在做无关紧要的事情，却从不采取关键的行动

比如计划要开始跑步，却还没有跑步鞋，周末逛了很久也没有买到满意的鞋子，时间又过去了一周；打算去健身房却又抱怨没有好看的衣服不能出门见人，一个下午都在淘宝；在网上搜罗了几个星期的健康食谱，已经足够吃上一年了，但还没有尝试一次。诸如此类的事情还有很多，但它们的共同点都是——

很容易做。

人们很容易在困难的事情上望而却步，但又不想随便就放弃它。通过完成一些简单的事情，只要付出小小的努力，就能带来成就感。要破解这个谜局，就应该清楚地认识到——如果从来不做那些真正核心、对你有益的事情，前面所做的任何准备、铺垫都没有用，只是在逃避现实而已。

3）有的人不敢暴露自己的真实水平，因为害怕失败了会被别人嘲笑

害怕失败，也吝惜面子。是的，自己很清楚自己的实力很弱，一个俯卧撑都做不了，跑不到500米就气喘吁吁。如果不去做什么，就能够避免失败。别人也不会看到自己的水平有多差，这样就不会觉得丢脸和难堪。

这个世界没有人一开始就很厉害。每个婴儿都是从爬行开始学习走路的，每个人都需要从基础开始。最开始的时候，我只是一个"皮包骨"，手无缚鸡之力，但却明白只有努力才能改变自己。假装强大比真的弱小更弱，只有纸老虎才需要虚张声势。如果热爱"丢脸"，那么就能够成功改变自己。

4）有种人很自负，认为只要他们想做就没有完成不了的事情

或许有的你是一个完美主义者，一个自我形象非常厉害的人。减肥、运动、好身材，只要想要，全部都是轻而易举的小事情。这种心态虽然有点自负，但也没什么过错，说不定事实就是如此。关键就在于，从来没有为此行动过。拖延任何会产生改变的行动，就不必经受事实的检验，可以继续保持那个完美的自我形象。

我天生就是一个完美主义者。以前经常因为担心重要的事情无法做到完美而失眠。幸运的是，我迈开了第一步，没有等到所谓的完美时机才开始改变自己。现在，我对完美有了新的定义——完美并非无瑕，而是每一次都比上一次做得更好一点。

《拖延心理学》的作者建议："如果你正在遭受拖延症的折磨，克服拖延的第一步就是摒弃你对拖延的恐惧、羞耻、担忧及自我憎恶。只有当你冷静地审视自己时，才能看清自己为什么会拖延，才有可能开始改变自己！"

还在等什么？现在就开始改变自己吧！

直面内心的恐惧

恐惧是人类最为强大的心理机制之一。数十万年前，这种机制帮助人类的祖先在险恶的环境中生存下来。当祖先遇到野兽时，恐惧和压力就会袭来——随后，他们会本能地判断战斗或者逃跑才能活命，也许还有人会吓得无法动弹。尽管现在并不是生活在到处都有野兽的自然环境中，但恐惧的心理机制依然在每个人的身上发挥作用。今天，人们恐惧的主要对象已经不再是威胁生命的野兽，而是那些未知或者不确定的事物。

我读高中时曾经被人拦路抢劫过，当时周围没什么人。在心底留下了恐惧的烙印，即便现在，只要周围没有人，我就会自然地开始警惕。因为大学时跑步的内环路几乎没什么人，所以每次我一个人跑步时都会担心有坏人出现，但4年间我都没有碰到坏人。我的恐惧是由于过去的悲惨经历，这也可能发生在其他人身上。我也听朋友小君说起她对游泳池的恐惧，源于读幼儿园时的一次溺水经历。尽管她知道游泳不会伤害她，却仍是克服不了。

类似这样的恐惧完全合情合理，但是有一些人的恐惧则来源于谣言、误解或缺乏常识。想必大家一定还记得，2003年SARS肆虐之时，醋和板蓝根被买到断货的事情。

在减肥这件事情上，常常被女性朋友问到的一类问题就是，怎么避免腿粗或胳膊粗？因为她们并不想要肌肉，而且认为跑步会让腿变粗，而做俯卧撑则会让胳膊变粗。我完全理解这种担忧。在社会主流文化中，女性（尤其年轻女性）应该是娇柔的模样。如果一个女孩子的肌肉太多就会破坏她女性的特质，变成"男人婆"。不过，如果她们具备一些基本的生理常识或者稍微尝试一下，就会发现都是杞人忧天。这种担忧就像跑几公里就会变成大粗腿，或是做几个俯卧撑就能成为金刚芭比。然而，在10年的运动生涯中，我却从来没有遇上这种好事。

这当然是一种不合理的恐惧。尽管已给她们解释得十分详细，生理科学和心理科学都用上了，但大多数时候她们还是将信将疑。以我的经验，大部分女生都至少需要3次的说服，才能放下心里的不安。因为她们常常会"反弹"，要么某个朋友说她最近腿粗了，要么自己摸起来感觉手臂粗了。或许这就是女性思维的多愁善感吧。鉴于这种问题太没有代表性又太普通，实在有必要对此进行解释。这里先来解决内心的恐惧。

关于这个问题，首先请担心这个问题的女生想一想下面两件事情。

（1）身边有没有肌肉特别发达的女生，像金刚芭比一样的？

（2）所认识的那些运动量特别大的女生，她们的身材怎么样？

我认识的爱运动的女生比较多，但这么多年来从来没认识过一个肌肉发达的女生，除了在电视上看到外，从来也没有见过金刚芭比。相信很少人会有一个金刚芭比朋友。我认识几个运动量特别大的女生，但她们的体形都十分纤细、紧致。

暂且不管如何成就金刚芭比的身材，既然万里挑一都找不出肌肉发达的女生，就不需要担心自己会中大奖。也许有人会问那些小腿粗、大腿粗、胳膊粗，摸起来硬邦邦的"肌肉"又是怎么一回事？实际上，那些看起来粗壮的女孩子，她们都把腿和胳膊的"肥肉"误认为"肌肉"。如果有一个运动很好的女性朋友，真的要摸摸看她们的肌肉质感，或者摸肌肉男也可以，反正都是一样的肉——将会发现，肌肉并非硬邦邦的而是有弹性的。

一些稍微理智的女性朋友也许会较真测量大腿的围度。运动之后，的确有可能让身体的围度变大。还记得吗？第2章中对"粗"的定义是视觉上的效果。围度变大并不意味着变粗，请看超模"糖糖"[①]的照片：她小腿和大腿的围度比没有怎么锻炼的男人还大，但会难看吗？我相信每一个女生都喜欢也梦想拥有这种身材。对于身材美而言，最重要的是曲线和比例。肌肉会塑形，而肥肉只会垮塌。如果没有足够的肌肉，身体就没有曲线。

---

① 糖糖：维密天使坎蒂丝·斯瓦内普尔，1988年出生南非，职业模特，昵称"糖糖"。

相信大部分人都已经心服口服，但总是有人的恐惧积重难返。对此，只好抛出撒手锏——请认真考虑下面这个问题。

"如果怀疑跑步会让粗腿更粗，那就别跑步了。请问，还有什么方法可以最快地拥有健康和好身材？如果有，就应该去做另外的事情。何必运动这么辛苦？！"

心理学和大脑科学的研究成果告诉人们，感觉不可靠，记忆也会随着时间而模糊，甚至是被大脑改造得面目全非。所以，应该用明确的方式——数据，来衡量改变的程度。请把自己现在的样子拍下来或者量一下尺寸，坚持运动 3 个月之后再对比。如果努力没有让自己变成更满意的样子，到时放弃治疗也不迟。相信一定不会，除非做了拖后腿的事情。如果已经找到了比运动更好的办法，也请用同样的方式评估一下。

还有人会害怕自己的努力毫无效果，因为他们跑步了两个星期体重却一点儿都没降。应该清楚，拥有好身材并不容易，两个星期的努力几乎不可能让身材有什么明显的改变，但总会让人变得更好。应该相信，量变会引起质变，我的经历也足以证明这一点。也许，希望拥有好身材的人很多，但他们都害怕徒劳无功而中途放弃了。在通向好身材的路上，没有速成法也没有捷径可走。不然，现在应该满大街都是好身材。正因为它不能速成，拥有好身材才显得那么困难，也才更有价值。

不合理恐惧导致的另一种常见后果是，做了错误或有害的事情。以控制饮食为例，很多正在减肥的人，往往会谈"脂"色变。一提到脂肪，他们就会马上联想到臃肿的身材、不健康的饮食和慢性疾病的幕后黑手等。这种恐惧是由于对脂肪的无知，为了减少热量的摄入，一丁点儿脂肪都不吃，结果反而害了自己。

饮食当中含有过多的脂肪确实是肥胖的一个原因，而且也是引起高血压和心脏病的主要因素之一。但就像古语所云，"水能载舟，亦能覆舟"。实际上，脂肪不仅是热量的主要来源之一，也是人体重要的组成成分。当食物中缺乏足够的脂肪时，就会导致皮肤受损和引起肝脏、肾脏等多个器官的疾病。如果仔细了解脂肪的功用，就不会对脂肪有不恰当的恐惧。

我以前学英语时记住了一句话"The only thing to fear is fear"，翻译过来就是——唯一需要恐惧的，只有恐惧。恐惧就像围绕在真相外面的迷雾，如果从不走进去，那么永远都无法见到真相。下面是几个应对恐惧的好办法。

1）了解所恐惧的事情

如果害怕某件事情，就试着去了解它。很多时候，会发现自己的恐惧都是无稽之谈。很多人都曾经被告诫过，不要做某事或者某事是不可能的。但就算是最信任的人，也有可能犯错。现代资讯如此发达，不要盲目听从，试着去了解，总能知道些什么。

2）掌握逻辑思考的能力

为了不让自己被忽悠，就必须避免第 1 章中提到的那些坏习惯。也讲解了基本的哲学论证工具，很多看起来很正确的说法，其实往往经不起检验。比如，"晚上运动等于慢性自杀"这种耸人听闻的谣言。身体要动起来，脑子也别闲着。

3）逐步"脱敏"

这是心理治疗中常用的一种办法，让人从小的改变开始，逐步适应正常的环境。我在改变自己不敢在大众面前演讲的缺点时，就是先从提问开始，直到不再害怕当众讲话，再面对大家照着 PPT 念稿，最终学会了脱稿演讲。假如害怕跑步腿粗，那刚开始只需跑 1000 米即可，5000 米的影响更大，不是吗？

4）行动

这是应对不确定性的最佳办法。如果从来都不做点什么，那就永远只是个呆瓜，生活也毫无生气可言。有一句英文歌词写得很好，"What doesn't kill you makes you stronger"。[①]尽力一试，结果也许比你的想象好得多。即使没有达到目标，也积累了经验，还有重新再来的机会。我就比较喜欢探索没去过的地方，也希望尝试那些从未做过的事情。比如攀岩，原来觉得它很危险，试过之后才知道

---

① 中文翻译：凡是没能击垮你的，都使你变得更强。

也没有想象中那么困难。

稀缺：越来越胖的心理陷阱

哈佛大学教授塞德希尔·穆来纳森在长期研究穷人和扶贫的过程中，发现他和穷人的焦虑竟然类似：穷人缺钱，他缺时间。他和普林斯顿大学心理学教授埃尔德·沙菲尔进行了大量研究，最终完成了《稀缺：我们是如何陷入贫穷与忙碌的》一书。他们发现了一个惊人的事实：穷人永远会缺钱，而大忙人永远会缺时间。这本书表达的观点十分简单——稀缺会俘获人们的注意力，并带来一点点好处：人们能够在应对迫切的需求时，做得更好。但长远来看，损失更大：人们会忽视其他需要关注的事情，变得更加愚笨和冲动。

这里不讨论贫穷和忙碌，但稀缺理论确实解释了为什么有些人尽管很努力减肥，但却越来越胖或是毫无进展的重要原因。请回想一下，通常都准时吃饭的你有没有曾经为了赶工作而忘记吃饭，或者一向冷静的你因为紧急事故而无法控制情绪。假如现在突然发生了大火，满脑子想的一定是怎么逃生。虽然前一刻还在思考中午吃什么，此刻都早已抛诸脑后。这是人类长久进化的结果，这样可以让人专注于应对面前的挑战，从而在险恶环境中生存下来。

不过，这也说明人的注意力十分有限，也就是塞德希尔·穆来纳森教授说到的稀缺。或者说，人都容易坐井观天。当注意力被某些事情占据时，就只会关注当下的事情，却没办法想到其他的和未来的事情。当很轻松时，考虑明天、下个月甚至是明年的事情都会比较容易。

现在来分析为什么很少人能成功减肥，不是毫无进展，就是越来越胖。因为发胖的人首先比瘦子和正常体形的人拥有更多的烦恼。烦恼会抓住人们的注意力，包括超标的体重、臃肿的身材、穿不下的衣服等现实，以及由此而来的压力。开始减肥之后，他们还需要关注控制饮食、坚持运动的事情，女生还会担心腿粗和胳膊粗之类的问题。每一件事情都是他们特别在意的，所以注意力已经完全被分散掉，没办法轻松起来。

　　有些人寄希望于水果餐或是所谓的减肥食谱，好让体重快速减下来。这是完全错误的办法，永远都不要尝试。一旦开始节食，对于食物的想法就一定是"这个不能吃，那个不能吃，这个吃少点，那个吃少点"。你的想法一点都离不开食物。请自问一下：饿得受不了的时候，你想到的是美食吗？别人在吃大餐，而你只能吃青菜，心中是不是不平衡？闺蜜正在微信朋友圈晒美食，你会不会忍不住要舔屏？时间越长，对美食的抵抗力就越弱。就算身体没出毛病，总有一天，也会忍受不住。于是，又胡吃海塞了一顿，辛苦1个月减掉的体重又长回去了。于是惭愧难当，决心不再沦陷。不幸的是，这是一个恶性循环，发胖，节食，忍不住吃，发胖，节食，忍不住吃……

　　控制饮食是减肥的重要一环，但它依然不容易。可能每天都要斤斤计较食物的热量，担心会不会吃得太多。同样，也要忍受各种美食的诱惑，那些喜欢的零食也不能再吃了。尽管不需要和节食一样刻苦，但这样的对抗也会渐渐消磨意志力。一旦意志力不再有效，减肥的努力很可能以失败告终。

　　理智如你，肯定相信运动会带来改变的契机，但可能更关注体重的下降、腰围的缩小，却没有注意到自己已经跑得越来越远、走路越来越轻松的事实。这会导致什么问题呢？尽管运动马上就能带来好处，但体重和身材的变化需要足够的时间才能够见到明显的效果。但因为只是持续地关注数字，如同看股票的涨跌一样：一个数字就能牵动自己的心，也很难再冷静地思考。如果努力迟迟没有预期的进展（可能就只是跑步两个星期而已），就会特别容易沮丧，然后放弃运动的努力。

　　很多事情都需要耐心，减肥也不例外。不过，发胖的人很难考虑长远的事情，而是被超标的体重、臃肿的身材和凸出的肚腩束缚了想象力。尽管他们清楚地知道要减肥，必须坚持运动和控制饮食，也会因为稀缺的心理机制而没办法坚持下去。当决心做某件事情的时候，意志力可以帮忙度过最开始的不适，但不是谁都能愚公移山。就好比，追求心仪的对象，对方一直无动于衷，你能坚持1个月，3个月，还是1年？

　　我从未成为一个胖子，但却知道怎么避免做一个胖子。那些健身教练也很少有减肥经验,但你依然相信他们。请相信本书的建议更有帮助,因为我比他们懂得更多,也有成功变身的经历。试试下面的办法,相信会远离越来越胖的心理陷阱。

1)不要关注体重这些表面的数字

因为体重并不反映真实的肥胖程度,需要认清这个事实。就算体重降下来了,也不能证明减肥成功了。很多进行肌肉训练的人,同样的身高,都比胖子要重。而更应该关注身体素质是否已经改善了。更好的身体,更棒的身材!证明一切都在正轨上。

2)放飞想象力

想象穿上漂亮衣服的模样,自信、光芒四射。减肥应该是令人快乐的事情,而不是一件受罪的事情。光是想象自己未来成功变身的模样,就能对自己有所帮助。控制饮食和运动,只是实现目标的必要手段,并非痛苦的源泉。

3)减肥行动越简单越好

减肥也是一件需要学习的事情,刚开始的时候,要避免考虑太多细节。时间越久,懂得的自然就越多。可以做一个计划表,能力范围之内,作为减肥的每日必做事项。若嫌去健身房麻烦,那就不去;若做不了标准俯卧撑,那就做跪式俯卧撑;若跑不动,就从走路开始;若不需要精确地计算热量,多吃蔬菜水果、少吃高热量的食物就是最简单的指南。减肥行动越简单,困难就越小,就越容易坚持下去。

4)求助别人

尽管这样的人不多,也总是能够找到一些成功减肥的人。在网上看到的内容也许正确,但缺乏细节就不一定适合自己。有成功变身经历的人,肯定知道哪些是必须做的,哪些是一定要避开的陷阱。相信过来人都很乐于助人。不要害怕求助别人,只要态度是诚恳的,没有人会拒绝你。

没有压力,这是一场游戏

如果没有坚持运动的习惯,会很容易误解它需要的是毅力。可能会想,那些每天早上都起床跑步的人一定有很强的意志力，也怀疑怎么可能会有人心甘情愿地自虐，对吗？在我10年的运动经历中，毅力只在最初的一两个月内发挥作用，之后便不再依赖于它。那真正促使我坚持运动10年的理由又是什么呢？

答案就是突破的成就感和完成新挑战的快乐。每个人坚持的理由都不一样，但一定是令他快乐的动力。作为新手，很难有这种体验，这里介绍一些秘诀。

心理学中有一个名词叫动机，它是人们做任何事情的直接原因。做任何事情，都会有一个动机。比如吃东西，是因为饿得难受；吸烟，是因为尼古丁会让人放松；偷偷放掉小明单车轮胎的气，是因为他欺负你。

关于动机的研究很多，但"功利主义"[1]已经足以解释大部分的人类行为。功利主义认为，人类行为完全以快乐和痛苦为动机，人的唯一目的是追求幸福，这是判断人的一切行为的标准。如果用数学公式表达功利主义，就是：

（1）幸福 = 快乐 – 痛苦。

（2）快乐越多，痛苦越少，就越幸福。

尽管功利主义有些简单粗暴，但依然能从中发现几条有价值的原则。它可以让减肥和变身过程更加轻松。接下来将学习如何运用这些简单的原则，从此不再寄托于虚无缥缈的意志力。

（1）减少痛苦。

（2）增加快乐。

（3）增加快乐的同时，减少痛苦。

痛苦是可以避免的

如果对现在的自己很不满意，那就无时无刻不在遭受痛苦。无论是由于腰围太粗而无法穿下喜欢的连衣裙，还是臃肿的身材让自己在女神面前毫无自信，都会让人觉得沮丧。人一旦长期带有负面情绪，就很难觉得幸福，甚至因此而抑郁。

---

[1] 如果有兴趣进一步了解功利主义，可以阅读边沁的著作《道德与立法原理导论》。

别人对自己身材的指责、嘲笑或讽刺，不管有意无意，都会伤害到自己。或许你的爸爸总是嫌弃你太瘦，缺乏男子气概；或许你的妈妈嫌弃你太胖，对你好吃懒做的行为十分不满。虽然他们说的对，但没有谁能够对此视若无睹。还有些人比较容易生病，每个月都会感冒或发烧。他们的精力已经被疾病消耗了大半，完全没有办法好好应对生活的挑战。这也是痛苦的一种表现。如果因为身材不好或者健康问题而痛苦，那改变自己就是最好的办法。

　　我之所以彻底走上改变自己这条路，很大原因是由于 10 年前与初中暗恋的女神再次重逢的经历。那时她还是跟记忆中一样，漂亮、笑容迷人。而我，从一个萌萌的"正太"，变成了一个含胸驼背、骨瘦如柴的"屌丝"。老乡见老乡，两眼泪汪汪。虽然有些夸张和搞笑，但那一刻，我真的觉得无比痛苦。我为此消沉了很多天，但我不是一个逃避现实的人。为了减少痛苦，我开始跑步。每当我因为太辛苦而想放弃的时候，脑中就会再现当时的痛苦情景——放弃会更加痛苦，我不想再经历那种痛苦了。①

关于痛苦，我的切身体会如下：

痛苦的力量足够强大，有可能改变人的命运；

长痛不如短痛；

人生有各种痛苦，但痛苦都会过去；

避免痛苦的最好方式，就是直面它。

如果没有跟男神表白收好人卡，或是让家人和朋友讥笑自己是个超级大胖子这样的痛苦经历，也不用自寻烦恼，但可以尝试以下几种办法。

1）照镜子看看自己有多挫

以前我每天都会看一次"斯文肌肉男"的综艺节目，再对着镜子审视自己的身材，每每因为自己的身材很差而感到痛苦。现在你可以用理想身材的照片，打印出来贴在镜子或床头上。然后，撩起衣服捏一捏肚子上的肥肉，对比自己的身

---

① 那次之后，我和她就没有再见过面，她已为人母很多年。不必感谢她，我能改变，靠的都是自己。

体和照片中的身材，很难不会有痛苦的感受。"哎哟，差很大，有木（没）有？！不要再睡了，起来运动！不要再吃了，快动起来！"如果不对此感觉麻木的话，这是将痛苦转化成动力的一种好方式。

2）强有力的惩罚

单纯是口头承诺，没有任何约束，就会很容易散漫。可以选择自我惩罚或是找别人惩罚你。每一个淘宝姑娘都发过"再买就剁手！"的毒誓，又有几人能做到呢。当没有执行计划的时候，要给自己一个严厉的惩罚，比如1个月不准买新衣服，或是1个月不能玩游戏。

轻微的惩罚毫无作用，少看15分钟的电视对你来说不痛不痒。除此以外，还需要一个强力的监督者，一定不会屈服于自己的那个人，父母或是坚持原则的朋友都很合适。别太相信自制力。如果能够自我约束，也就不会落到今天这个地步。

3）不做就会损失

可以找一个或几个需要减肥的小伙伴，然后再找一个公证人。要做一个约定，由公证人来执行。比如，可以成立一个减肥基金，大家都同意这个月要跑15天，每天不少于4000米。如果哪天谁没做到，就必须向基金缴纳100元的违约金。到了月底，这笔基金可以用来奖励那些每天都完成目标的小伙伴。规则可以自由发挥，但一定要可以执行，并且具有约束力。

很多人会办健身卡，就是期望能够因此让自己坚持去健身房。既然花了钱，不去运动钱不就都打了水漂吗？不过很遗憾，这点损失带来的痛苦并不足以让人坚持。毕竟，就算前6个月不去，还是会剩下6个月的使用时间。

冷漠的人，谢谢你们曾经看轻我

悲惨的故事开头和大团圆结局是电视剧常有的桥段：女主角因为相貌或者身材原因被男朋友抛弃，然后通过痛苦的努力过程华丽变身。女主角一般还会遇到比前男友更好的真命天子，最终和白马王子过上了幸福生活。大家似乎都很喜欢这样的励志故事。

大家很可能会发现，在安慰失恋或是表白被人拒绝的朋友时经常会说的理由包括——"你瘦下来就是个绝世大美女，抛弃你是他的不幸""你以后一定会成功，狠狠地打她的脸""你会找到比他更好的人"……

被人嘲笑、抛弃都是痛苦，受到伤害的时候每个人都会产生报复心理。有些人一气之下做了傻事，比如武力报复，但这害人也害己。不过，当能正确利用报复心理的时候，它就是改变自己的好帮手。人类的报复心理是极为强大的精神动力，越王勾践甘愿卧薪尝胆，都是为了报灭国之仇。

朋友小敏告诉我，她在微信朋友圈发了一张自拍照，但有位刻薄的同事马上就评论嘲笑她脸肥。这是一种十分令人讨厌的行为。她觉得很伤心，也向我吐槽这位同事长得一副尖嘴猴腮的猥琐模样。但反唇相讥并不是最好的报复，而且他也没说错。我建议她，让自己变得更好，才是最好的报复手段。

生活中到处都有"毒舌"的人，他们习惯了一针见血的说话方式，一句话就能破坏你一天的好心情。这种人，把自己的快乐建立在别人的痛苦之上。但仔细想一想，他们大多数时候都没有说错，虽然有时也会过度贬低你。而家人和朋友，因为他们爱你，会顾及你的感受，对你的缺点视而不见，或者避而不谈甚至美化你的缺点。

我并不赞同那种"胖子肉肉的、抱起来很舒服、脾气好、可爱"之类的说法。我完全没有歧视胖子的意思，但胖子除了身材走样之外，他们生病的风险也会大大提高。越早开始减肥，对身体的健康就越好。胖子们在听到"跟正常人相比，我更喜欢胖子"这样的话时，难道就会感到高兴吗？当年有人羡慕我怎么吃都不会胖，我也没有觉得高兴，而是更加烦恼身材的瘦弱了。

对于健身和减肥方面，我总是把朋友们存在的问题，毫无保留、直截了当地提出来。忠言逆耳，这并不令人舒服，有些人甚至还觉得很讨厌，但这是对他们最好的方式。好话留给别人去说，我希望他们尽早认识到自己的问题有多严重。

虽然"毒舌"的人是刻薄的，但换一种角度思考，他们也是你的"净友"。如果不想再因为被嘲笑而痛苦，那就通过华丽的变身来进行"报复"。当成功减肥之后，不仅会变得快乐，也有可能会让那些嘲笑过自己的人感觉难堪。

快乐就在脚下出发

之所以把快乐放在最后，是因为改变自己是一件值得快乐的事情。希望你也有这种感觉。

什么是快乐？一般人们对快乐的定义是，表达高兴或满意的一种心情。但在功利主义中，快乐是指对人有正面效应的事物，与痛苦正好相反：在饿得前胸贴后背的时候，一个热腾腾的馒头就消除了痛苦，饱腹是一种快乐；因为身材好而时常被朋友们称赞，心情愉悦是一种快乐；老师因为学生取得的成就而热泪盈眶，也是一种快乐。可以毫不夸张地说，人活在世上的主要目的，就是为了追求尽可能多的快乐。

减肥的快乐，运动的快乐又来自何处？比如运动的时候，身体也会自然分泌舒缓酸楚和令人快乐的激素，而且成就感会让快乐持续得更久。所以越运动，越快乐。虽然这种快乐也伴随着痛苦，比如，运动时流汗、喘粗气、肌肉酸痛等不适，甚至有受伤的风险（提示你，进行任何运动，都必须遵循量力而为、安全第一的原则）。也好过一些会让人在短期内十分快乐，却会遭受长期痛苦的事情。比如，那些自称"吃货"的人，尽管吃吃喝喝会让人放松，但肠胃、腰围还有体重可都不会轻松。"人生得意须尽欢，莫使金樽空对月"，就是他们的生活态度。因为相比控制饮食和运动，吃美食是一件更令人快乐的事情。很多人认为"年轻的时候不享受，等到以后就吃不动了"。不过很遗憾的是，这种生活的尽头最后一定是肥胖和各种疾病。

追求短期的快乐并没有错，因为及时行乐是人类的本能。在远古时期，人类有一餐没一餐，能不能活着见到明天的太阳都难说，考虑长远的未来没有任何意义，所以不用觉得惭愧，也不是意志力有问题。但同时应该注意，在现在的生活环境下，这样的本能是有害的。当懂得运用追求快乐的本能时，无论坚持运动或控制饮食，都会更加容易。

再来看看我的经历。从 "皮包骨" 变身 "斯文肌肉男" 当然是一件非常快乐的事情，但我用了长达数年的时间。在这么长的一段时间里，任何人都无法看清未来的自己。很多人以为，我有着强大的毅力才能坚持到今天。我不否认自己的意志力可能比较好，但更重要的是，我知道怎么让自己快乐。

> 记得第一次开始跑步的时候，我就先跟自己约定——如果跑到了既定的目的地，就奖励自己一个甜筒。我很喜欢吃甜筒，所以这是一个很有效的奖励，但又不会离谱。你也可以想一想，什么是你喜欢的，包括食物、礼物、聚会和旅游等。如果你正在减肥，那最好不要考虑用食物作为奖励。

我曾经用过几种办法来让自己快乐，都特别有效。

1）拍照记录身体的变化

可以自拍，或者是请别人拍。可以是一天一张，一周一张，甚至是一个月一张。但拍照的频率一定要能体现自己的进展，鼓舞自己继续努力。半年或一年拍一张就基本没什么意义了。当对比 6 个月前的小肚子，3 个月前平坦的小腹和现在隐隐约约的马甲线。难道不会产生一股 "哎哟，我太厉害了！" 的自豪感吗？

2）社交媒体分享

10 年前，我就经常对着镜子拍，把照片放到人人网和 QQ 空间的相册。必须承认其中有炫耀的心理存在，但这是自己努力的成果，而且也是比较正面、健康的炫耀。如果不是因为后面删掉了好多相片，我进步的轨迹就会很励志。

当年大家还比较保守，现在都流行炫腹了。如果有人说你在装，千万不要退却。这是他们嫉妒你的表现，因为 "没有人会踩一只死狗"。没有伤天害理，也没有趾高气昂，不爱看的人完全可以拉黑你。总之，自己怎么舒服怎么来。相信更多的人会支持和鼓励你。

3）论功行赏

当完成既定的目标时，给自己一个奖励。无论是一部新手机、想吃很久的餐厅或一个新款包包，都可以尽量满足自己。当然如果拿到奖励的要求太低，那就没有任何意义；如果没有完成目标，就不能拿到这个奖励。请家人或朋友监督你。

另外，奖励的大小应该与目标难度成正比。辛苦训练6个月，最后跑完马拉松全程，奖励一个渴望已久的名牌包包，绝对没问题，但如果仅用一个甜筒作为奖励，那该有多么强大的意志力啊！

实际上，当走上正轨之后，成就感和身体分泌的各种激素就会自然让人感到快乐，而不一定需要外在的奖励。但在最开始的阶段，给自己一些适当的奖励绝对大有裨益。如果家人和朋友十分支持自己的改变，不妨跟他们撒个娇，申请一些奖励。这不仅会提供更大的动力，也能进一步增进彼此之间的感情。

4）非比寻常的不可能任务

我为提高口语水平而读的《新概念英语3》，就是这样的任务。请试试设定10000个俯卧撑、跑步1000公里这样离谱的目标吧。这看起来似乎十分困难，但我一年之内起码能够做完20000个俯卧撑。

因为减肥的变身过程是难以量化的，很难知道自己是否走在正确的道路上，所以通过另一种方式来衡量自己的进步。"更好的身体，更棒的身材"，体能越好，代表身材也越好。完成10000个俯卧撑的那一天，就是脱胎换骨的日子。

可以模仿我的做法：找一本空白的本子，封面写上"10000个俯卧撑日记"或"马甲线秘籍"之类的名字。记得吗？做完一半也很厉害了。10000个俯卧撑假设目标是两年内做完：一年5000个，每月400个，隔一天练习1次，每天不超过25个。这已经变成了很简单的事情，而且随着练习次数的增加，每天能做的俯卧撑也越来越多，完成目标的速度会越来越快。

为了量化进步，需要将每一个日期和完成俯卧撑的个数记录下来。建议用

"正"字来记录,因为数字只是一个数字,没有"正"字的魔力。如果喜欢,用"牛"字记录更好。当看到密密麻麻的"正"或"牛"字时,很难会没有成就感。记录越多,代表进步越大。

得到了进步的快乐,还会因为看不到进展而轻易放弃吗?

现在你已经知道了心理力量的强大之处,也知道为什么那么多人都在减肥的路上无功而返。本书所写的内容只是其中一小部分,应该继续探索自己的内心世界。此外,还要啰唆几句:很多人读了那么多道理,却仍然不知道怎么好好生活,希望你不是这样。想要的任何改变,都需要付出行动。今天做了什么,日后才会产生相应的改变。改变不会平白无故出现,只有行动能造就自己。

第 6 章　拥有好身材是一个学习过程

希望你在看完前面的内容之后，已经意识到减肥和成功变身是一件简单的事情，并且所有的事情都必须靠自己的努力。很多人一直都在期待一劳永逸或快速简便的"减肥大法"，但每个人的情况都不一样，我没有一个放之四海而皆准的秘诀，这就需要你牢记我的经验，根据自己的实际情况去创造这个秘诀。

我用 10 年的时间改变了自己的身材，而且这个过程还在继续，虽然漫长，但十分享受慢慢进步的快乐。拥有穿衣显瘦、脱衣有肉的好身材是一个漫长的过程。顺利的话，只需一两年的时间就能够办到。万事开头难，刚开始也许会觉得不适应，但最终一定会熟悉新的生活方式——热爱运动、健康饮食和充满活力。

本章是我全部理论的总结和补充，请将这些原则牢记在心中。

你的想法总是正确的

亨利·福特[①]说："无论你相信自己行还是不行，在未来都会被证明是正确的。"我一直都相信这句话，所以我做到了。

很多人都把发胖的原因推到遗传身上，认为再怎么努力也没用。按照这个逻辑，如果父母是胖子，那孩子也注定是胖子。如果肥胖真是由遗传决定的，那他们的父母年轻时肯定也是胖子。可是，众所周知，20 世纪六七十年代的年轻人几乎都长得十分清瘦。

任何想改变自己的人，都能实现自己的目标。不管是想减肥，练出马甲线，还是想从"皮包骨"变身"肌肉男"，这个过程都一样。最重要的是必须相信自

---

① 福特汽车创始人。

己一定办得到。如果我都可以变成现在这个样子，其他人没有理由不行。

请相信自己！

不要因为别人而停下你的脚步

前面曾经提到过，为了安全起见，晚上跑步时我会约同学小超一起。记得那个学期，小超偶尔因为看电视剧或玩游戏而不想跟我一起跑，而且他的身体条件比我好得多，不需要像我这么拼。后来，他拒绝的次数越来越多，于是我便决定改在早上跑步。

虽然后来又找了另一个同学小辉一起早上跑步，但他很快也变得慵懒。从那时起，我就不再找任何人陪同跑步了。如果从来没有尝试一个人跑步，就没办法找到自己的步调，也不会懂得如何依靠自己的力量去克服难关。后来跑得越来越快，就算有坏人也能轻松甩掉，所以晚上跑步也不再有任何问题。

你可能也有一起减肥的小伙伴，但他们也许会中途放弃或是变得懒散。每个人的决心都不一样，为了实现目标，可以暂时甩开他们，不要原地等待他们跟上来，而是用行动和成果做一个好榜样。

不要做拖后腿的事情

很多你跟我抱怨，为什么自己坚持了几个月甚至一年，身材仍然没有变好，反而更胖了呢？因为在所有的问题当中，不做拖后腿的事情永远是最重要的，尽管它看起来没有那么重要。

就像那些身材走样的女士，她们往往更在意做什么可以瘦腰、可以瘦腿、可以减重。只要看起来能实现愿望，她们就会尝试那些极不科学的锻炼方法或是奇奇怪怪的食谱。就算每天花一两个小时的时间运动，但如果经常熬夜或者暴饮暴食，也是于事无补。

当苦恼为什么已经跑步 3 个月体重仍然没变，或者做了那么多力量训练肌肉仍无起色时，请检查自己是不是同时也在做那些拖后腿的事情。比如，每天都睡眠不足，每一次聚餐都没有错过，每天吃的东西很少有蔬菜和水果……很可能会发现自己辛苦的汗水，都被饮食和作息的失误一笔勾销了。在大多数情况下，不必如此辛苦——只要适度的运动，注意作息和饮食，很快就会有明显的效果。当然，越努力，效果也就越好。

这并不容易，但避免做拖后腿的事情，的确是最应该关注的重点。所以，别再抱怨为什么减肥那么困难。

需要不断地练习

减肥是一门很大的学问，所以不可能一下子就知道怎么做最好。刚开始的时候，可能会有些笨拙，甚至进行得很慢。如果已经熟悉我的方法，学习起来会轻松一点。在不断练习的过程中，会做得越来越好。

如果需要养成运动习惯，就把今天或一周的计划写下来，无论是本子或是日历上都可以。做完以后，就在计划边上画一个记号。这就是练习成果。当我读《新概念英语3》的时候，每完成一遍就在书上画一笔，直到完成 20 个"正"字。当看到残缺的"正"字时，就会有将它画完整的冲动。也可以试着量化运动计划，比如，每天做俯卧撑 20 个，一周跑步 10000 米等。如果觉得有帮助，也可以尝试那些具有记录功能的运动 App。

要想成功变身，就得不断磨炼自己的技巧。如果认为只靠自己没办法做到，就找到那些可以帮助自己的人。

快速行动，迅速失败

这个标题来自脸书（Facebook）创始人马克·扎克伯格，是他总结自己为何成功中的一个原因。这句话，现在已经被互联网行业奉为圭臬。毫无疑问，它很正确。作为一个程序"猿"，如果不快速地把代码敲出来，然后测试，就不知道自己的想法对不对，哪里有 Bug，程序也无法完成。在实现理想身材目标的过程中，同样需要这么做。

　　希望每个人都能正确看待失败，失败是不可避免的。因为事情不可能按照预期那样发展。如果要问是什么让我成功地实现穿衣显瘦、脱衣有肉的目标，那就是失败。我没有任何理论基础，也没有教练指导。唯一能做的，就是不断地想出办法，然后尝试。有时，尝试出乎意料的成功；但大多数时候，会失败甚至受伤。经历过那么多失败之后，才知道哪些办法不可行，也知道怎么调整行动，让自己更容易实现目标。

　　只要开始行动，失败就是一件好事。如果在前进的过程中没有尝到失败的滋味，就证明努力还不够。关于失败，唯一不能忍受的，就是重复犯同一个错误。以前读书的时候就明白了这一点，这次考试做错的题，记住它下次就不会再做错了。但是，有一些人就是会不断地重蹈覆辙。为什么你明明比我还努力，但成绩的差别却那么大，只是因为我长了记性。

　　天道酬勤，本人认为这种说法有待商榷。我最反感别人说我勤奋努力，而不是说我聪明。如果有人称赞你勤奋，那他就不是真正地欣赏你。要是你勤奋了还没有什么成绩，别人还会说你笨。当然，很多聪明的人都是很勤奋的人。

　　如果是健身初学者，却每天都坚持练上一两个小时，那身体很快就会无法负担，心理上也会觉得十分痛苦。运动之后，第二天应该精力充沛、活力焕发。如果不是，就说明做得不够正确。只要能及时调整自己的行动，那么这个错误就是宝贵的经验。

　　以前我都是在夏天开始运动，但是等天气变冷，我就又懒得动了。所以，每年夏天练出的六块腹肌，冬天又消失不见。这当然是我练出八块腹肌路上的一个失败。尽管如此，我前面几年的努力并没有白费。每年夏天，我都尝试用不同的办法锻炼腹肌，知道哪种方式在哪个阶段最有效。之后，我又学会了在每天晚上的固定时间运动，此后一年四季从未间断。

　　当认识到这一点之后，无论从前的减肥行动有多么失败，都可以从中吸取有益的教训——为什么所做的一切事情，都让自己离目标越来越远？意志不坚定？饮食出了问题？没有可靠的小伙伴？每一次重新开始，都可以根据上一次失败的经验做出更好的对策。爱迪生试验了 1000 多种材料才最终发明白炽灯泡，我为自己的目标努力了 10 年。如果对自己的失败耐心一点，一定也能够实现自己减肥健身的目标。

第 2 部分
学习身体的基本原理

　　作家村上春树说："身体是每个人的神殿，不管里面供奉的是什么，都应该好好保持他的强韧、美丽和清洁。"身体就是一个小宇宙，充满了各种各样的秘密。虽然每个人都和自己的身体朝夕相处，但对身体又了解多少呢？尽管能够控制自己的思想，但却不能阻止身体产生那些自己不愿意产生的变化。

　　学习完本部分的内容，将知道身体的"脾气"，了解一些基本的生理常识。除此以外，还将学会判断那些减肥方法是否真的有效。

第7章 好身材的标准：比例

每个人都希望拥有一个好身材。那么，什么样的身材才能称得上好身材？每个人都有不同的答案。有人认为体重达标就是好身材，有人喜欢骨感美，还有人追求魁梧的身材。地球人的审美观念千差万别，无法判断什么身材才是最好的，但仍有一些标准可以帮助人们分清哪种身材算好的，哪种身材算不好的。

关于身材，大家肯定都认识很多术语。比如，常见的啤酒肚、水桶腰和马甲线，最近很流行的A4腰、I6腿，让人摸不着头脑的外、中、内胚型，以及用水果命名的苹果形、梨形身材。这些术语可以作为谈资，但不能作为科学依据。如同在第1部分看到的，改变身材是一门艺术，同时它也是一门科学。科学家都用数据和事实说话。接下来，你将会看到一系列的指标，以便判断自己的身材如何。

体重：衡量健康状况的重要标志之一

体重是衡量健康状况的重要标志之一，太瘦或太胖都不利于健康。很多人非常关注体重，有人甚至每天早晚都量一次体重。但体重在一天之内经常变化，所以应该用数值范围来表示，一般在标准体重 ±10% 范围以内就是正常值。这里采用了 WHO[1] 推荐的简便计算方法。

男性标准体重 =（身高 — 80 厘米）×70 %

女性标准体重 =（身高 — 70 厘米）×60 %

标准体重 ±10 % 为正常体重

标准体重 ±（10 % ~ 20 %）为体重过重或过轻

---

[1] WHO：世界卫生组织。

标准体重 ±20 % 以上为肥胖或体重不足

如果懒得计算也没关系，可以点击下面的网址 ① 迅速计算出自己的标准体重和健康体重范围。

我身高 177 厘米，所以对应的标准体重为 67.9 公斤，健康体重范围为 61.1~74.7 公斤，目前我大概 65 公斤。也许你的体重也在标准范围之内，可是却有小肚腩，身材也说不上标准。这是因为体重并不是一个反映身材的准确指标。成年人的体重增长跟肌肉和肥肉的增长都有关系。肌肉增长以后，体重可能增加，但身材会变好。

BMI：国际通用的肥胖指标

体质指数（BMI）是应用最广泛的判断成年人超重、肥胖的参考指标。它主要反映体形的胖瘦程度，BMI 的计算公式如下。

$$BMI = 体重 / 身高^2（千克 / 米^2）$$

国际上通用 WHO 制定的 BMI 界限值，即 BMI 在 25.0~29.9 为超重，BMI ≥ 30 为肥胖。但 WHO 标准不是很适合中国人的情况，为此国际生命科学学会制定了中国成人的参考标准，如表 2-7-1 所示。

表 2-7-1　中国成人 BMI 标准

体重过低	正常	超重	肥胖
<18.5	18.5~23.9	24~27.9	≥ 28

我的 BMI 是 20.7，属于理想范围。大多数人的 BMI 能够准确反映自己的肥胖程度，但也存在局限性。例如，肌肉发达的运动员或健身爱好者及孕妇，则可能会误判为肥胖；老年人肌肉减少较多，BMI 可能无法反映肥胖的事实。所以，如果有条件，应该同时检测体脂率，这样能够更准确地判断身体的胖瘦程度。

---

① 请收藏这个网址 http://www.ilinkee.com/tools，以后还会用到。

体脂率：胖不胖看它

体脂率（BFR）是指人体内脂肪重量在体重中所占的比例。体脂率适用于普通人，但运动员除外。它不仅关系到体重和身材，也对健康有重大影响。体脂率过高或过低都会更容易得慢性疾病。体脂率太高的人往往都有糖尿病或高血压等疾病。

体脂率比 BMI 更能说明一个人是不是胖子。体重超出正常标准不一定胖，体脂率高才是真正的胖。另外，体脂率低也不能代表很健康，它只能证明这个人比较瘦。体脂率可以用身体成分仪进行测量，现在很多健身房和体检机构都有这种设备。我的测量结果是 13.1%~14.2%。体脂率的结果不一定准确，但也具有参考价值，因为一般只需知道大概的范围即可。

将体脂率与表 2-7-2 进行对照，可以知道自己真实的肥胖情况。了解体脂率也能帮助确定减肥目标是否实际。请记住，减肥不等于减体重。

表 2-7-2　体脂率参考值

分类	必要脂肪	运动员	健康	超重	肥胖
女性	10%~13%	14%~20%	21%~24%	25%~31%	32%+
男性	2%~5%	6%~13%	14%~17%	18%~25%	26%+

腰臀比：女性吸引力的重要标准

腰臀比（WHR）是腰围和臀围的比值，是预测肥胖和患心脏病风险的最佳方法之一，也是评价女性吸引力的重要标准。其计算公式如下。

$$WHR = 腰围 / 臀围$$

女士理想的腰臀比例在 0.67~0.80 之间。如果是男性，这一比例在 0.85~0.95 之间。根据 WHO 的标准，腰围：男性 ≥ 102 厘米，女性 ≥ 88 厘米，WHR：男性 >1.0，女性 >0.9 时，就属于中心性肥胖。[①]

---

① 中心性肥胖又称腹型肥胖，过多的脂肪不仅堆积在皮下，而且堆积在内脏，更容易诱发糖尿病和心血管疾病。我国成年男性肥胖几乎都属于中心性肥胖，俗称"啤酒肚"；而中年女性肥胖的特征绝大多数也是腰腹部脂肪堆积，被冠以"苹果腰"的之称。

大卫·M.巴斯在《进化心理学：心理的新科学》一书中披露了一项研究：所有的男性被调查者，都认为腰臀比 0.7 的女性最有魅力。男人们认为细腰丰臀的女人更有魅力，这种偏爱似乎和体重无关：即使身高较高的女士，如果有细腰丰臀，可能也会被认为是迷人的。像玛丽莲·梦露和奥黛丽·赫本，就一直保持着完美的 0.7 腰臀比。

健康就是最大的 Sexy

人们常常用"性感"来形容好身材，不同的人对性感的理解有很大差异。我的大学同学小许，他认为女性最性感的地方是小腿，他尤其喜欢纤细的小腿。男士和女士对身材的审美也常常不同。比如，有一位闺蜜，她认为男人应该虎背熊腰，要胸肌有胸肌，要手臂有手臂，那样才叫好身材。同时，她又认为骨感才是女性最好的身材。对于前一种看法，想必大多数人都会赞同，但我不同意第二种看法。

虽然男女的好身材标准不同，但也有共同之处，那就是好身材应该以健康为基础。体重在正常范围内的成年男子，却无明显肌肉线条，这就意味着身上的脂肪过多。尽管他的身材看起来还不错，却可能存在血脂高的问题。一个胸大腰细的女性，如果手臂或腿瘦得跟竹竿一样，也许很多女生会认为她很美，但我觉得一点都不性感。

Oh My Venus 是一部很火的减肥励志韩剧，男主演苏志燮的一句台词让人深有感触——"健康就是最大的 Sexy"。2012 年，不知什么原因，我突然就生病了：全身酸痛无力、胸口绞痛；走路和讲话快一点都会气喘；体重迅速减了 5 公斤，身体状态非常差；稍微重一点的体力活都不能做。有一刻甚至以为自己就要告别这个世界了。幸运的是，并非得了什么不得了的大病，而是因为长期上半身锻炼过多而下半身锻炼不足，导致气血失调。吃药一个月之后，症状就有了好转。从此，我就一直把健康当作好身材最根本的标准，也开始注重全身肌肉的协调发展。

有很多人为了好身材，不惜节食或是做其他对身体有害的事情。新闻也曾经报道过有人为了细腰而锯掉肋骨。尽管并不准备一直都做那些对健康有害的事情，只要身材变好就停下来，但有时候，健康就如同泼出去的水。失去的健康，很可能永远都不会回来了。所以，千万不要以牺牲健康为代价，去追求快速拥有的好身材。

最完美的身材标准：黄金分割比例

完美的身材并不一定需要宽厚的胸膛、大长腿或丰臀细腰，而是需要达到平衡。这反映到身体上的情况，表现在以下几个方面。

1）头和身体的大小协调

大头儿子和小头爸爸都是很好的反面例子。如果一副瘦小的身板顶着一个大头，成年之后，头的大小就固定不变了，但身材却可能有很大改变。一旦特别瘦弱或严重发胖，就会十分不协调。

2）上身和下身协调

下身纤细而上身粗壮，或下身粗壮而上身纤细，在审美上都拿不到高分。理想的情况是，上身和下身的围度有着均衡的比例。我初中的足球队友，基本都是下身粗壮而上身单薄。大名鼎鼎的金刚狼休·杰克曼则因为和强壮上身不匹配的细腿，被各个健身公众号吐槽。

3）接近黄金分割比例

黄金分割比例的值约为 0.618，被公认为是最能引起美感的比例。达·芬奇著名的《蒙娜丽莎的微笑》就多处运用了黄金分割比例。这听起来有些抽象，不妨看看那座著名的断臂维纳斯雕像。从雕像被发现的第一天起，就被公认为是迄今最美的希腊女性雕像。古人认为这是最美的身材，现代人也不例外。

雕像的各部分比例几乎都蕴含着黄金分割的美学秘密。"毋庸赘言，米洛斯的维纳斯显示了高贵典雅同丰满诱人的惊人的调和。可以说，她是一个美的典型。无论是她的秀颜，还是从她那丰腴的前胸伸延向腹部的曲线，或是她的脊背，不管你欣赏哪儿，无处不洋溢着匀称的魅力，使人百看不厌。"①

男性的黄金分割比例则可以参考米开朗基罗著名的大卫雕像，它是西方美术史中最值得夸耀的男性人体雕像之一。大卫是《圣经》中的少年英雄，曾经杀死侵略犹太人的非利士巨人歌利亚，保卫了祖国的城市和人民。在这件作品中，大卫是一个肌肉发达、体格匀称的青年壮士形象，身体的黄金分割比例堪称男性美的化身。

完全黄金分割比例的身材，只有极少数幸运儿才能拥有。不过，可以尽可能地让身材离黄金分割比例更近一些。而要做到这一切，并不需要长得足够高。身高受基因的限制，成年以后就基本不变了，所以很多长得不高的人都羡慕别人的大长腿，认为个子高就是好身材。在这里我要告诉各位你，即使在身高上有点遗憾，还是可以通过后天的努力让自己拥有好身材的，唯一需要做的就是进行适当的运动，让身体的肌肉得到改善，进而得到更完美的身材。

----

① 摘自清冈卓行《米洛斯的维纳斯》。

第 8 章　更多肌肉，更少肥肉

成年人的骨架已经固定，那么改变身材就只能通过长肉或减肉的方式。肉分两种：肌肉和肥肉。它们都长在我们的皮肤下面，不能被直接看到。所以，很多人自然会以为肌肉和肥肉是同一种肉：肌肉是锻炼过、变硬的肉，而肥肉是未经锻炼的、松软的肉。因此，有种很流行的误解就是——瘦子想练肌肉，是不是先把自己吃胖才行？运动之后，感觉肉变紧了，是不是肥肉变成了肌肉？

除了医生之外，应该很少有人看过人的肌肉和肥肉长什么样子。但没关系，可以在牛肉中对比它们的样子，肌肉红而有弹性、肥肉白而松软，长得完全不一样。从外观上看，它们就不是同一种肉。就像水和冰的分子式都是 H_2O，也没有认为它们是一种东西。那肌肉和肥肉能否像水与冰一样，依靠锻炼而相互转换呢？答案也是否定的。

在微观层面上，肌肉的主要成分是蛋白质，而肥肉的主要成分是脂肪。蛋白质主要由碳（C）、氢（H）、氧（O）、氮（N）这 4 种元素组成，一般可能还含有磷（P）、硫（S）、铁（Fe）和碘（I）等多种元素。脂肪则仅由 C、H、O 这 3 种元素组成。初中化学课本的物质守恒定理告诉人们，不存在的元素绝对不会凭空出现或消失，所以肌肉不可能直接变成肥肉。同样，再怎么锻炼，肥肉也不会直接变成肌肉。肌肉和肥肉在人体内是两个完全不同的生长过程。就算是同一种元素构成的物质，它们也可能完全不一样，比如金刚石和石墨、氧气和臭氧等。

科学道理便是如此，我的经验也能证明这一点。2005 年，我身高 177 厘米、体重 50 公斤左右，瘦得只剩皮包骨。但练了那么多年肌肉，从来不需要吃胖，如今我的体重已经有 65 公斤。而且，只要稍微锻炼，肌肉线条就很明显，因为没有厚厚的肥肉遮住肌肉。至于需要减肥的人，想要拥有好身材就必须在消灭肥肉的同时把肌肉也练出来。

无论目标是恢复好身材、成为肌肉发达的壮汉，还是穿衣显瘦、脱衣有肉的型男、靓女，都离不开肌肉。肌肉的可塑性非常强，它既可以让人成为金刚芭比，也可以让人拥有维密天使一般的性感身材。那些身材不好的人，真的不是天生注定，而是肌肉缺乏锻炼或锻炼错误的缘故。每个人都能够通过锻炼肌肉来实现理想的身材目标，方式不一样，结果也不一样。比如，健美运动员的锻炼方式，就完全和普通人不一样。不用怕，不会变成金刚芭比，这本书的目标是让每个人穿衣显瘦、脱衣有肉。

有些人尤其抗拒练肌肉，也许是金刚芭比的形象吓坏了他们，或许是并不想变成阿诺德·施瓦辛格那样的大块头。甚至有些女生会说，我不想要肌肉！在第5章中已经从心理学的角度分析过这种无谓的恐惧。当人们不了解事实的时候，就很容易产生恐惧。如果想要有效地塑造自己的身材，肌肉是最需要关注的，因为它是能够直接对身体施加影响的主要地方。下面用科学来证明。

你的身体都是肌肉

相信那些说不要肌肉的女生，她们真实的意思是不要太多的肌肉。毕竟没有肌肉的话，人也无法存活。肌肉是人体内绝大部分生理活动的动力来源，包括消化、呼吸和血液循环等。没有肌肉，也没办法走路、吃东西，甚至连动手指都不行。肌肉并非只有一种，而是有3种。

1）平滑肌

主要构成人体的内脏和血管，也包括膀胱和女性的子宫等。平滑肌最大的特点是收缩缓慢和耐力持久，而且不能被人控制。比如肝和胃的肌肉每天都在工作，但一般都不会察觉到它们的活动。除非很饿了，才能听到肚子发出咕噜咕噜的声音。

2）心肌

只存在于心脏之中，它最大的特点就是耐力和坚固。从人在母体的时候就开始跳，直到生命结束为止。同样，人也不能控制心肌的活动。只有在摸胸口或心跳加速时，才能明显地察觉到它的活动。

3）骨骼肌

因为附着在骨骼上而得名，它是能看得到或感觉得到的肌肉。走路的时候，吃东西的时候，骨骼肌都在活动，而且可以随意控制它。骨骼肌一般成对出现：一块肌肉朝一个方向，另一块朝相反方向移动骨头，所以能够做出各种复杂的动作。通常人们所说的肌肉，就是指骨骼肌。[①]

人体的肌肉共有 600 多块，分布在全身各处。一个正常的成年人，肌肉重量大约是体重的 35%~40%。肌肉有大有小，但每一块都有不同的形态、结构、位置和配套零部件，受神经的支配，并且有丰富的血管和淋巴管。[②] 身体的肌肉有这么多块，为了方便，就有了各种命名原则，分别介绍如下。

· 按形状，如斜方肌、三角肌等。

· 按位置，如胫骨前肌、肋间肌等。

· 按起止点，如胸锁乳突肌、胸骨舌骨肌等。

· 按位置和大小，如胸大肌、腰大肌等。

· 按作用，如旋后肌、伸肌等。

· 按结构和部位，如肱二头肌、股四头肌等。

· 按部位和肌纤维方向，如腹外斜肌、腹横肌等。

相信这么多肌肉的名字，大家很可能都没有听说过。即使是最为熟悉的胸肌，也分了好几种。没关系，很多所谓的专家喜欢用专业名词来彰显水平，但真正专业的人会用小学生都懂的方式来表达。李白和杜甫的诗为什么能广为流传，正是因为通俗易懂。记住，如果有人用听不懂的名词来忽悠，就请他们用小学生的语言再说一次。

如果不怕麻烦，想要深入了解也可以，但以现在的水平，知道太多细节不仅

---

① 为了方便起见，下文涉及的骨骼肌都用"肌肉"代替。

② 跟静脉相似，输送淋巴的管道，分布在全身；淋巴是免疫系统分泌的无色透明液体，有时能在破皮的伤口处看到淋巴。

毫无帮助，反而有害。只有那些专业级别的健美运动员，或是对身材极其挑剔的人，才需要去了解。在我实现穿衣显瘦、脱衣有肉目标的过程中，从来不知道那些名词。不过，还是需要知道腹肌、背肌、胸肌、臀肌、大腿肌、小腿肌、上臂肌、前臂肌和肩部肌肉这些名词的意思，这就已经足够了。

在进一步认识肌肉之前，先来谈谈减肥人士最不想要的肥肉。

肥肉并没有错

很多人都知道，肥肉就是脂肪，但更精确的说法是白色脂肪组织（White Fat），因为还有另一种棕色（或褐色）脂肪（Brown Fat）。先来介绍白色脂肪。

白色肥肉或肚腩上的赘肉，都是白色脂肪组织，第7章体脂率表中的数字也是指白色脂肪组织。可以看出，成年男子的白色脂肪组织一般约占体重的15%~25%，而女人的比例更高一些。一般健康的成年人身上都有十几千克白色脂肪组织。白色脂肪组织是人体内最大的能源储备库，最主要的功能就是储存脂肪，其次还有维持体温、缓冲保护和脂肪代谢等重要功能。每个人都需要一定量的白色脂肪，不然身体就会有各种毛病。所以说有肥肉并没有错。

更令人意外的是，科学家已经发现了白色脂肪组织能够分泌降低食欲和促进能量消耗的瘦素（Leptin）。这个名字相信很多减肥的朋友一听就会很喜欢，所以很容易被忽悠。当体脂升高时，瘦素分泌也会增加；反之，体脂下降时，瘦素分泌就会减少。照这样说，人应该很难发胖才对，可是事实正好相反。

其实，分泌瘦素只是身体的一种调节手段，目的是让人在吃得太多的时候发胖没那么厉害。瘦素越多，也不代表就会越瘦，因为大多数胖子体内的瘦素水平都比正常人高。遗憾的是，瘦素并不能减肥，最起码现阶段科学家还没找到可靠的方法来利用它。

不过，可以把希望放在棕色脂肪身上。除了颜色不同外，棕色脂肪细胞并不像白色脂肪细胞那样存储脂肪，迄今为止它被发现的唯一功能是燃烧脂肪。人一旦遇到寒冷的环境，棕色脂肪细胞就会开始拼命工作，燃烧大量的脂肪，从而产生热量以供御寒。

人体内棕色脂肪最多的时候是婴儿时期，约占体重的 5%。随着年龄的增长，棕色脂肪的数量也越来越少，成年人体内可能就只剩下几十克的棕色脂肪。不过，可别小看这区区的几十克。根据估算，成年人体内如果有 50 克棕色脂肪保持高效工作，一年可以消耗多达 4000 克的白色脂肪！①这不就是减肥的福音吗？

然而，要让棕色脂肪细胞保持高效工作，必须有寒冷的刺激。我在南方的冬天，在室内经常穿着短裤短袖，但却不会觉得很冷，想必就是棕色脂肪的功劳。在生活中，也经常能见到一些耐寒的人，大冷天冬泳或是赤膊跑步。不过，大多数胖子的体质都比较虚弱，根本经受不住严寒的摧残，所以建议不要冒然尝试。

天生的胖子？ NO！虚胖？ NO!

经常在网上看到有人说自己是天生的胖子，也有朋友跟我抱怨减肥失败都是因为遗传。遗传性肥胖确实是有的，但它是指基因变异引起的肥胖，并且肥胖程度都十分严重。这种肥胖极为罕见，而且经常一个家族基本上都是大胖子。但是，大多数人都不是遗传性的肥胖。即使是吉尼斯世界纪录的"中国第一胖"梁用，身高 155 厘米、体重最高时达 225 公斤，医生说他的胖也是吃出来的。

就算是遗传性肥胖的人，也不乏减肥成功的例子，不过他们的奋斗过程更加辛苦，因为他们还需要跟命运搏斗。所以，别再把过错归结到父母身上。发胖的原因在于吃得多动得少，不能怪父母生得你不好，但可以怪他们喂得你太饱。

最近我发现有种理论说胖子也许是进化的优胜者，认为远古时期高热量、高油脂的饮食习惯在人类的基因中烙上了印记，有些人发胖就是因为吃饱了但没有迅速燃烧热量造成的。这看起来似乎有些道理，不过细想就会发现将其归入发胖原因的说法完全是无稽之谈。从进化的角度看，人类能生存到今天也许跟是否能

---

① 数据来源于浙江大学生命科学研究院王立鸣教授《燃烧吧！棕色脂肪！》一文。

发胖一点关系都没有。可能大家还不知道，现代人①之前，还曾经有过另一种人——尼安德特人，但在3万年前就灭绝了，他们的身体和现代人的差别并不大。现代人能够生存到今天的原因有很多，但最重要的原因一定是运气。

现在，既然已经知道自己不是天生的胖子，就得好好了解发胖的原因，才能更有针对性地减肥，也才不会被各种快速减肥方法所忽悠。所谓胖子，无非是肥肉过多，也就是白色脂肪②组织太多了。

如果仔细查看肥肉，基本上看不到血管和淋巴管，其中也没有神经存在，不然就可以用意念控制肥肉了。正常情况下，人体内的脂肪细胞数量成年之后就不再增加，科学家估计大约有300亿个。身体脂肪的分布跟遗传和性别都有关系，比如，女性脂肪多积聚在小腹、臀部及大腿，而男性则主要囤积于上腹和腰部。所以，女人发胖首先长肉的地方会是肚子、屁股和大腿，而男人大部分都会长啤酒肚。

脂肪的主要作用是储存能量。当吸收的能量超过消耗的能量时，身体会将多余的能量转化成脂肪分子，储存在脂肪组织当中。如果在成年之前把自己喂成了一个胖子，那成年之后脂肪细胞数量就会比一般人多。即使成年之后不再是个胖子，这种情况也会伴随一辈子。这种肥胖称为体质性肥胖，很容易发展成大胖子，但不代表减肥会更难。如果成年以后才发胖，脂肪细胞的体积就会被多余的脂肪分子撑大。这种肥胖称为营养性肥胖，也可能发展成大胖子，但也不代表减肥会更容易。

以上两种类型是医生使用的肥胖分类方法，也是科学的分类。但平时可能在一些文章见到过肌肉型、脂肪型和水肿型3种肥胖分类，这些文章都不靠谱。通常这种文章都带有专业名词，并且一定跟着似乎很有效的建议。我在网上摘了一段，请感受一下。

肌肉型肥胖让我们的身材看上去特别魁梧，给人的感觉特别壮实。

---

① 现代人，学名智人。

② 因为不会再提到棕色脂肪，为方便起见，之后脂肪一词都特指白色脂肪。

而且它也不像其他类型的肥胖一样容易把身上的肉肉减下去，所以相比要付出更多的努力去减肥。

脂肪型肥胖是最普遍的肥胖类型，一般是由于平时在饮食中摄取的热量太多，而且不愿意运动，导致了热量无法及时的消耗，逐渐在体内堆积成了脂肪。

造成水肿型肥胖的主要原因是不健康的生活方式或者某些疾病导致身体的循环功能受到影响，进而新陈代谢减慢，所以体内多余的水分无法正常排泄出去，让全身都有一种比较臃肿的感觉。

这都是套路。如果足够清醒，很容易就能发现这些说法都站不住脚。接下来，要解释一个很常见的误区——虚胖。百度百科中，虚胖的定义是"多指肌肉疏松，脂肪下垂，轻拍有晃动感。脂肪易燃烧，且多不爱运动，药物减肥能够获得成功多是虚胖案例。与此同时，反弹概率也大部分都是出在虚胖的比例之中"。

的确，一些胖子的肉比较松软，而另一些胖子的肉比较紧实。有差别吗？有，只是用虚胖不能说明问题。身边肯定同时有这两种胖子，想想他们成年之前是什么样子的？当我想到自己的亲人和朋友时，发现肉松的胖子在成年以前就是个胖子，而肉紧的胖子在成年以前不是身材标准就是个瘦子。相信大家也能发现这个规律。

因此，所谓的"虚胖"其实就是体质性肥胖。如果把脂肪细胞比作气球，脂肪分子就是气球的气。假设两种胖子的身高、体重和体脂率都一样，体质性肥胖是气球更多而每个气球的气比较少，所以就比较瘪；营养性肥胖则是气球更少而每个气球的气更足，所以就显得饱满。胖子的肉松和肉紧的区别就在这里。

在本质上，肉松和肉紧的胖子的发胖原因都是身体储存的脂肪分子太多，只不过一个将它们储存在更多脂肪细胞里，另一个则是将脂肪细胞的体积撑得更大。请记住：任何类型的肥胖，减肥原理都一样——消耗的热量必须大于吸收的热量。

现在，已经对肌肉和肥肉有了一定的认识。很快你就会解开为什么别人比你重、身材却比你好得多的秘密。

肌肉重、肥肉轻

有很多朋友经常困惑一个问题，就是运动了好几个月，虽然感觉身体有明显改变，比如，体力和气色都变好了，但是体重一直都不降，甚至略有上长。所以，他们都非常怀疑和担心自己是不是那种传说中无法成功减肥的人。其实这是好事，答案就在于肌肉和肥肉的密度有所差别。

很多人都曾经在网上见到过同等重量的肌肉与肥肉的对比照片。最常见的一张是，5磅红色瘦肉与5磅黄色肥肉，旁边还有一支用于对比的手写笔：目测肥肉体积至少是肌肉的4倍。如果是第一次看到，很可能会被它所震撼，而且很快意识到：即使体重不变，只要肥肉变成肌肉，肚子也能瘦下来。

"我要练肌肉！"相信很多你在内心一定发出了这样的怒吼。不过，可能会忘记查证5磅的肉到底有多少，肌肉和肥肉的差别真的有这么大吗？现在我告诉你，这张图片是个骗局，但也没有完全欺骗你。事实上，如果身上的肥肉被替换为肌肉，暂且不管这个过程，体形确实会变小，但改变并没有图片显示的那么大。

因为正常情况下，人的肌肉密度大约是 1.12 克 / 厘米^3，而肥肉密度是 0.79 克 / 厘米^3 左右。已知水的密度是 1 克 / 厘米^3，所以肥肉会浮在水面上，瘦肉则会沉下去。如果身体的肌肉比例比较大，就很难仰在水面上漂浮。现在来做个计算。

$$肌肉密度 / 肥肉密度 \approx 1.41$$

因此，同样重量的肌肉体积大概是肥肉的70%，而非传说中的25%。尽管如此，这30%体积差已经足够让身材有非常明显的改变。举个例子。

小明的体重为60公斤、体脂率为30%，很明显脂肪重量是18公斤，已经属于明显肥胖。突然他像中彩票一样，体脂率无缘无故变成了25%，也就是有3公斤的体重从脂肪变成了肌肉。身体的体积马上就缩小了大约1119立方厘米，这相当于一个中瓶可口可乐的大小。男人的肥肉主要集中在肚子上，所以他的肚腩会明显地缩小。如果他又中了一次彩票，体脂率进一步下降到 20%，就能减掉相当于大瓶可口可乐的肚子。此时，他的肚子已经不再凸起，而是十分平坦了。

如果是发胖的女孩子，经历同样的体脂率变化，不一定会有这么明显的改变。首先，女孩子的发胖不像男性主要集中在肚子上，而是更加均匀。其次，减掉的体积也同样会在全身各处分配，所以效果看起来并不明显。但毋庸置疑，任何人的体脂率若有这种变化，身材一定比以前好得多。

既然肌肉这么好，那必须得练出来。

不过，有些人可能还有另外一个怀疑。既然肥肉不能转换成肌肉，那练了肌肉，肥肉又不见少，岂不是会越来越重？别担心，除了塑形之外，肌肉还有更大的好处。可以毫不夸张地说，有了足够的肌肉，"躺着都减肥"再也不是白日梦。这就不得不说到人的基础代谢率。

肌肉与基础代谢率

大家应该还记得在生物课上学到的一个概念——新陈代谢，它是生物体所有生命活动的总称。"新陈"指物质的更新和替换；而"代谢"指能量的吸收和消耗。人的新陈代谢既包括能察觉到的活动，如心跳、呼吸和排泄等；也包括那些意识不到的生命行为，如保持体温、血液循环和消化食物等。一个健康的身体处在极端安静的状态时，比如，睡觉或打坐禅修，新陈代谢消耗能量的速度就是基础代谢率（BMR）。

在很多健身房或体检机构，都有能够检测出大致基础代谢率的仪器。不过测量基础代谢率时，不应该受肌肉活动、消化食物、精神紧张和环境温度等因素的影响。有下列几个主要因素决定了基础代谢率。

1）年龄

越年轻，新陈代谢就越快。未成年人的基础代谢率更高，因为身体不仅需要维持生命活动，还需要生长。这就像建新房子总需要更多的人力和物力，而维护旧房子则容易得多。

2）身高

这很容易理解，姚明的基础代谢率肯定比曾志伟高得多。光是血液循环，姚明的心脏起码得把血运到近两倍远的距离，不是吗？

3）身体表皮面积

表皮面积越大，新陈代谢就越快。同样胖瘦，个子高的人基础代谢率更高；同样身高，胖的人新陈代谢更快一些。因为表皮面积大的人，身体散热更快，需要产生更多热量来保持体温。

4）性别

男性的新陈代谢速度通常比女性更快。一般成年男性的体形更大，身高也更高，而且男性的肌肉比例更多。

5）运动强度

不只运动当下身体的新陈代谢会加速，运动结束之后这种效果仍然会持续几个小时。运动的强度越高，影响也就越大。比如，踢足球对提高基础代谢率的影响就要远远高于快走。

6）肌肉含量

肌肉比例越大，也就是说体脂率越低，基础代谢率就越高。即使在休息的时候，肌肉也在进行人们感觉不到的活动。

我曾经在2015年1月测过自己的基础代谢率，仪器显示每天的基础代谢消耗的能量是1559千卡路里，而参考值只有1454千卡路里。这多出来的105千卡路里能量消耗，相当于跑步1600米，这得归功于肌肉和运动习惯。所以，尽管我是"大胃王"，却怎么都吃不胖。

任何人都能够一针见血地指出，实现"躺着都减肥"梦想的重点在于提高身体的基础代谢率。这样，身体就能够时时刻刻都消耗更多的能量。如果想做到这一点，时光倒流到18岁或者长得更高都是不可能的选项，至于变成男人，那是更不可能的。所以，剩下的办法只有提高肌肉含量以及增加日常运动量。而且，运动能达到的剧烈程度和持续时间，又跟身体的肌肉含量息息相关。总而言之，提高基础代谢率的重点就是增加肌肉量。

也许有人会不服气：为什么同样是肉，肥肉就没有肌肉一样的效果呢？下面简单地介绍为什么更多的肌肉能够消耗更多的能量，而更多的肥肉却不能做到这一点。

首先，肥肉最主要的功能是储存能量，而不是消耗能量。尽管肥肉也消耗一些能量，但与它储存的相比微乎其微，如果它消耗太多，那身体还需要它干吗？

其次，肌肉时刻都需要消耗能量。在生鸡肉或生牛肉上，可以看到错综复杂的血管和淋巴管。每时每刻，血液和淋巴都在肌肉的管道中不断地流动着，输送各种营养和废物。神经也在监视和操纵着肌肉的一举一动。就算是在睡觉，肌肉也在进行活跃的新陈代谢，消耗能量。众所周知，如果手臂被捆扎太久，恐怕就得废掉了，就是这个原因。

肌肉量越大，平时消耗的能量也就越多。一个很明显的现象就是，健身房的那些大块头，为了维持体形，必须吃大量食物来补充。据说，他们可是每顿都吃50 个鸡蛋。虽然说法有些夸张，不过恰好道出了肌肉是个大吃货的本质。

第9章　身体的燃料系统

想必大家现在一定很想开始练肌肉，也很想知道有什么秘诀可以尽快练出肌肉。不过在此之前，还得了解身体是如何运转的，比如，什么时候开始消耗脂肪。传说中跑步半个小时才对减肥有用，是真的吗？

很多健身教练往往告诉学员，想减肥就多做有氧运动，想增肌就多做无氧运动。那么有氧运动是什么？无氧运动又是什么？区别又在哪里？究竟做有氧运动好，还是做无氧运动好？通常人们把慢跑或散步之类的运动归类为有氧运动，而短跑和举重则归于无氧运动。在网上看到的大多数文章都只说了表面，专业教练也很难把这些问题解释清楚。

如果只知其一而不知其二，那就只能盲目听从别人的指示。遇到问题时，也很难根据实际情况做出调整。最近我看到很多人都在练 HIIT[①] 动作，说是减肥的王牌训练。HIIT 的全称是 High Intensity Interval Training，即所谓的高强度间歇训练法。它其实只是一种训练方式，利用了有氧运动和无氧运动的能量代谢特点。HIIT 一点也不神奇，而且并不是每个人的身体都能承受这样高强度的训练。所以，不要随便模仿。

那么怎么避免盲从呢？为了回答这些问题，必须重温一些初中生物常识。也许你从来没有用心学过或者已经全部忘记，所以本书会尽量用简单的语言来让大家明白身体复杂的能量系统。

---

① 高强度间歇训练法，通常 20 分钟的 HIIT 训练比在跑步机上连续跑 1 小时还要有效，具体方法是 1 分钟不间断高强度运动后 20 秒钟休息，至少 6 个循环。

神奇的 ATP：细胞的唯一动力

在中学的物理或化学课上，一定学过能量守恒定律，或许还记得那些永动机的故事。一定条件下，一种能量就可以转换成另一种能量。比如，让汽车行驶的动能来源于汽油燃烧的热能。日常生活中使用的电能，则来自太阳能、风能、水能、核能或煤炭燃烧产生的热能。人体的新陈代谢和各种身体活动，自然也需要消耗能量。那人体的能量来源又是什么？也许你会答食物。正确，但并不准确。

准确的答案是"三磷酸腺苷"分解产生的化学能。大家可能记得，在生物课本中它被简称为 ATP。ATP 就储存在细胞当中，而且肌细胞的 ATP 含量最多。ATP 是充满能量的神奇物质，分解时会释放巨大能量给细胞使用。更神奇的是，ATP 也是人体所有细胞唯一的直接能量来源。如果没有 ATP，任何细胞活动都会停止。这不仅意味着无法动弹，而且连呼吸和心跳都会停止。

可以把 ATP 理解为细胞的汽油，它产生能量的过程与汽油十分类似：ATP"燃烧"产生能量，同时产生二磷酸腺苷（ADP）和无机磷（PI）这两种"废气"。用化学式来表达就是：

$$ATP \longrightarrow 能量 + ADP + PI$$

不过 ATP 跟汽油不太一样的地方就是，不需要氧气，废气 ADP 和 PI 也不会被排放掉，而是继续留在细胞里。细胞储存的 ATP 是有限的，但细胞却一直都需要 ATP 来供给能量。事实上，老的 ATP 一旦被分解，细胞就会自动合成新的 ATP。为了合成新的 ATP，细胞必须补充新的能量，ADP 和 PI 也将再次派上用场。这个过程可以简单地表示为：

$$ADP + PI + 能量 \longrightarrow ATP$$

细胞不断地消耗 ATP，同时又不断地合成 ATP，这是一个神奇的能量循环。为什么不直接燃烧脂肪来供给能量呢？问得好！因为脂肪的结构远比 ATP 复杂得多，产生能量的速度也慢得多。就如同太阳能和石油的差别，石油一经燃烧就能迅速释放出巨大能量，而太阳能还需要慢慢地积攒。细胞每一刻都需要能量，否则就会死亡。

那么合成 ATP 的能量又来源于哪里？其中当然包括大家十分想燃烧掉的脂肪。实际上，人类充满奥妙的身体会依据一些原则来自动调整能量的供应来源，尽量让身体处于最佳状态。接下来以肌肉活动为例，一步步走近身体的燃料系统。

CP：ATP 的好伴侣

通常网络上人们用 CP 来表达伴侣的意思，没错，CP 就是 ATP 的好伴侣。CP 学名叫磷酸肌酸，同样是一种包含巨大能量的化合物。它存在的意义就是为了合成 ATP。当人体的肌肉活动时，ATP 就会迅速分解供能。肌肉活动程度越剧烈，ATP 的分解速度也越快。同时，CP 也会迅速分解产生能量，使 ADP 和 PI 重新合成为 ATP。

当肌肉保持安静状态时，肌细胞就会充电——合成 CP，以备不时之需。一般情况下，肌细胞中 CP 的存量是 ATP 的 3~5 倍。然而，即使肌细胞的 CP 全部用光，所合成的 ATP 也能维持几秒到十几秒钟的剧烈运动。100 米短跑就是主要依靠 CP 分解的能量。100 米短跑的世界纪录是 9 秒多，但我通常都会跑到 13 秒以上，有些人更是需要跑 20 秒以上。CP 能量系统能维持的时间长短跟肌肉的强弱有关，但仍然有限。所以，人体还需要其他的能量来源，才可以让肌肉继续活动。

有人可能会奇怪，短短的几秒钟根本就不能做什么事情，CP 能量系统的意义何在？不要忘了，当人类祖先开始在地球上生活的时候，豺狼虎豹环伺，处处是生存危机。凭借这几秒钟的小宇宙爆发，人就能够爬上树逃过一劫，或是抱起一块大石头砸死野兽，快速的力量爆发也能让人顺利击杀猎物。CP 能量系统对于人的重要意义，不在于能够持续多久，而在于瞬间爆发。

既然 ATP 和 CP 这么厉害，那直接吃 CP 或 ATP 能不能起到增强肌肉的作用？理论上可以吃，但它们并不能被细胞吸收，人体自然产生的肌酸才能够被肌细胞吸收，进而合成 CP。肌酸可以增强肌肉力量、促进肌肉生长和缓解疲劳。人体内的肌酸越多，力量和运动能力也就越强。反过来说也成立，运动能力强的人体内肌酸水平也比较高。

　　跟蛋白粉一样，也有专门的肌酸补充品。可能会被健身教练建议购买和食用这种产品，他们的理由估计跟我说的差不多。不过，我不建议服用，因为肌酸并非必需品，因为身体会自然产生；食用肌酸很可能会破坏身体产生肌酸的能力，变得越来越依赖那些补充品。这就像胰岛素一样，非糖尿病患者都不需要特别补充。这么多年来，我从来都没有食用过蛋白粉或肌酸之类的营养品。我一直都信奉天然的饮食原则，这是最简单、也是最好的方式。

肌糖原：快速的能量来源

　　有人会给晕厥的人喝红糖水，这是因为糖也能为人体提供能量。糖原是人体储存糖的一种方式，其中储存在肌细胞中的就是肌糖原。汽油和燃气都需要氧气才能够燃烧产生热量，但糖原在没有氧气时也能够燃烧。酵解是指糖或糖原的无氧燃烧过程，之后会产生 ATP，为人体提供能量。肌糖原的酵解过程可以简单地表示如下：

$$肌糖原 \longrightarrow 乳酸 + 二氧化碳（CO_2）+ 水 + 能量$$

　　如果使用燃气灶时通风不畅（也就是氧气不足），就会导致中毒，因为燃烧不充分而产生一氧化碳（CO）这种中间产品。酵解就是肌糖原的不充分燃烧，所以产生了乳酸这种中间产品。不过别担心，乳酸并非 CO 那样的有毒物质。而且乳酸可以被再次利用，燃烧产生能量。现在试着举起一个比较重的东西，过不了一会儿，手臂就会有酸的感觉。举的时间越久，肌肉产生的乳酸就越多，手臂也会觉得越来越酸，最后不得不把重物放下来。这就是乳酸在发挥作用，它也被称为"疲劳素"。

　　通常人们所说的"无氧运动"，就是指以肌糖原酵解为主要能量来源的运动，比如 100 米短跑或举重。同样，"有氧运动"则是指那些不是以肌糖原酵解为主要能量来源的运动，包括慢跑或骑自行车。在无氧运动过程中，肌肉会在短时间内累积大量乳酸，所以会感觉到明显的肌肉酸痛。

实际上，有氧运动时肌肉也会产生乳酸。只是有氧运动产生乳酸的量比较少，所以不会感觉到明显的肌肉酸痛。因为乳酸会通过血液循环被不断地带到肝脏，最终分解成 CO_2 和水，并且产生热量。这个过程可以用下面的式子表示。

$$乳酸 + 氧气 \longrightarrow CO_2 + 水 + 热量$$

乳酸累积是人体的限制，也是一个重要保护机制。假如人能够无限制地进行无氧运动，那肌糖原很快就会耗尽，这样进行有氧运动的能力就会大打折扣，不利于人类的生存。同时，乳酸的代谢能力也是决定运动能力的重要因素。运动越厉害的人，乳酸累积的速度越慢，也越不容易疲劳。至于那些很少运动的人，很可能仅仅跑了 2000 米，肌肉就会酸痛好几天。

乳酸就像汽车，而血管是高速公路——平时车不多，但节假日总会大塞车。剧烈运动的时候，血管来不及输送这么多乳酸，就会堆积在肌肉中。过量的乳酸会导致肌肉收缩，血管也随之受挤压，降低了输送乳酸的速度。当乳酸堆积到一定程度，就会改变血液和体液的 pH 值（酸碱平衡度），影响细胞的正常工作。同时，肌糖原的酵解也会受到抑制，也就是说肌糖原提供的能量越来越少了。这个时候，很可能会出现头晕、头痛或是侧腹疼痛的情况。至此，已经很难再维持原来的运动强度，甚至不得不停下来，这就是身体的疲劳。如果血液里堆积的乳酸实在太多，身体就会酸中毒。所以当已经到达极限却仍然逞强运动，不仅没有好处，反而对身体有害。

运动强度：坚持多久并没有那么重要

现在已经理解了有氧运动和无氧运动的基本差别，但仍然很难分辨它们，因为根本无从知道身体是否正在进行肌糖原的酵解。而且，两个跑得一样快的人，很可能一个是有氧运动，而另一个则是无氧运动。这就不得不提到运动强度这个概念。

运动强度是指体育锻炼对人体的生理刺激程度，但并不等同于运动量。人们常常把运动强度和运动量混为一谈，但运动量还包括持续时间、动作质量和项目特点等多个因素。这样理解运动强度似乎比较抽象、比较困难，所以现在请发挥一下自己的想象力——

假如正走在大街上，天色有点阴，但感觉不会下雨，所以脚步很慢，呼吸和心跳也很平稳。呀！突然下起了大雨，但离自己最近的躲雨处还有几百米，不由得小跑了起来，并开始大口呼吸，心跳也加快了。地面有点滑，由于并不想摔跤，所以并没有全力冲刺。也许记得妈妈说过千万不要在狗面前跑，所以边跑边留意周围有没有狗出没。屋漏偏逢连夜雨，一只野狗狂吠着追过来了，看到它的獠牙你的胆儿都被吓破了。哎哟喂！只能撒开了拼命跑，希望能甩开那只野狗。但十几秒之后，速度就已经渐渐慢下来了。无论如何，还是只能跑，直到不能再跑为止。最后，幸运地摆脱了那只野狗。此时，全身发软，大口喘着粗气，心脏像快要跳出胸膛一样，或许还会觉得有些头晕。

这个场景，可以说是不同运动强度的最好写照。运动强度从低到高，身体最直接的表现有两个：心跳加速和呼吸变喘。心跳加速让血流速度加快，呼吸变喘能够吸入更多氧气，从而将更多的氧气输送给肌肉。改变心跳和呼吸能提供的氧气始终都有极限，所以在某一个临界点，人体就会缺氧，开始无氧运动的阶段。在此之前，则完全属于有氧运动。

这个临界点通常称为"无氧阈值"。每个人达到无氧阈值需要的运动强度都不一样。判断是否到达无氧阈值最简单的方式是，感觉"有点辛苦"、肌肉有些酸痛。但在这个运动强度下，应该还能坚持 30 分钟到 1 小时。

更精确的做法是评估运动强度，但它并非评估跑得有多快或力量有多大，而是身体有多"辛苦"。通常用心率和摄氧量进行评估。摄氧量需要用仪器进行测量或用公式计算，因此心率是更好用的指标。计算心率最原始的方式是看 1 分钟之内的脉搏次数，不过现在很多运动手环都附带心率监测功能，价格也不贵，不妨买一个。

一般情况下，运动强度可以分为 3 个等级。

（1）低运动强度：心率＜120次/分。

（2）中等运动强度：120次/分＜心率＜150次/分。

（3）高运动强度：150次/分＜心率＜180次/分。

现在，再也不必担心跑得比别人慢的问题，只要心率达到运动强度的标准，就证明自己足够努力，当然也一样有效。运动能力的差别，只是说明需要多一些时间练习而已。

无氧运动：全看运动强度

既然无氧运动需要达到一定的运动强度才会发生，那如果控制运动强度不超过无氧阈值，能不能直接燃烧脂肪呢？答案是可以的。不过这对于想减肥的人来说，效果极其有限。因为只有低运动强度才能实现这一点，但这样做燃烧的脂肪十分有限，而且肌肉也无法被充分锻炼，"躺着都能减肥"就更别想了。

那么无氧运动，也就是肌糖原酵解能够持续多长时间？这取决于实际的运动强度。运动强度越大，无氧运动的持续时间就越短。很多人都有高强度运动的经验，如100米短跑、50米游泳等。每个人能坚持高强度运动的时间都不同，但总有极限。毕竟，100米短跑世界冠军、牙买加人博尔特也不可能以百米9.58秒的速度跑完400米。高强度运动一般不能超过2分钟，此时肌糖原消耗速度最快。乳酸的快速增加抑制了肌糖原酵解，当感觉筋疲力尽时，肌糖原的消耗还不到一半。

足球、篮球等都属于中等强度运动，某个时刻的运动强度也很高，比如，足球的带球突破或篮球的灌篮爆扣。这类运动的持续时间长达45~200分钟，肌糖原的消耗量也最大。肌糖原酵解的速度随着运动强度和时间而变化，分为3个阶段。

（1）最初阶段：身体处于最佳状态，此时能够发挥出最大的运动能力。速度最快、力量也最强，肌肉活动也最为剧烈，氧气开始不足，肌糖原酵解是主要的能量来源。

（2）中间阶段：运动时间延长，乳酸堆积导致运动能力下降，肌糖原酵解也受到抑制。这时速度会变慢、力量会下降，肌肉也会得到充足的氧气供应。于是，肌糖原可以充分燃烧，释放最大的能量。比如，足球运动员在进攻冲刺之后，都会慢跑或走回己方阵地。

（3）最后阶段：肌糖原几乎都被消耗完了，不足以支持肌肉活动。肌肉就会开始大量吸收血糖和利用脂肪，为身体提供足够的能量。

大部分运动都会同时存在有氧和无氧阶段，并不能严格区分。很明显，"跑步需要 30 分钟以上，才会开始燃烧脂肪"并非正确说法。接下来继续来看人体的有氧能量系统是如何工作的。

有氧运动不只燃烧脂肪

人体的有氧能量系统需要氧气的参与，包括肌糖原的氧化和脂肪的氧化两种方式。先来说肌糖原的氧化。

在运动强度低于无氧阈值时，肌肉的供氧充分，肌糖原的氧化会抑制肌糖原的酵解，产生大量能量供肌肉使用；缺氧时，则以肌糖原的无氧酵解为主。这与天然气的燃烧很类似：通风不畅时，天然气燃烧不充分，火焰是浑浊的黄色，并且产生有毒的 CO ；而通风的条件下，天然气燃烧充分，火焰是明亮的蓝色，产生无毒的 CO_2 。

同样分量的肌糖原，充分氧化后产生的能量是酵解产生能量的 13 倍。而且，肌糖原氧化不产生乳酸，所以肌肉也不会很快疲劳。如果一直将心率保持在 120~150 次/分之间，那么肌糖原的氧化足够让人持续运动好几个小时。肌糖原的氧化的简单过程如下：

$$肌糖原 + 氧气 \longrightarrow CO_2 + 水 + 能量$$

脂肪的氧化，准确的说法是脂肪酸的氧化。因为脂肪并不能直接被氧化，而是必须首先分解为脂肪酸和甘油，随后进入血液循环供身体使用。这个过程被称为脂肪动员。人在节食、饥饿或运动的状态下，身体都会开始脂肪动员。所以很明显，脂肪一直在为人体提供运动所需的能量。只是随着肌糖原的消耗，脂肪才慢慢成为肌肉的主要能量来源。事实上，当进行低强度的运动时，肌肉就主要靠脂肪氧化提供能量，而很少利用肌糖原。脂肪的氧化的简单过程如下：

$$脂肪 \longrightarrow 脂肪酸 + 氧气 \longrightarrow 酮体 + CO_2 + 水 + 能量$$

脂肪氧化的过程中会产生"酮体"。与乳酸类似，酮体也是一种酸，它会抑制脂肪的氧化。当脂肪燃烧的速度过快时，血液中的酮体水平迅速升高，身体就会酸中毒。这很少见，但如果盲目节食减肥或是运动时间特别长又没有补充能量，就会发生这种情况。早期看不出来对身体有什么影响，但情况越来越严重时，可能会四肢无力、食欲不振或恶心呕吐。到了后期，就会头痛，变得嗜睡、意识模糊甚至昏迷。所以，节食减肥不仅不可能成功，还会对身体造成难以估计的伤害。

和肌肉蛋白质说再见

通常情况下，蛋白质并不作为身体的能量来源。不过，在感到饥饿时，肌肉中的蛋白质就会降解成氨基酸。这些氨基酸再由肝脏转化成葡萄糖，以保持血糖的正常浓度。

由于血脑屏障[①]的存在，脂肪、糖原等大分子物质无法进入大脑细胞。只有葡萄糖才能进入大脑供给能量，所以大脑必须始终依赖血糖。人之所以会感觉饥饿，就是因为大脑在血糖浓度不足时给身体发出的信号。如果没有及时吃东西，肌肉中的蛋白质就会开始降解。因此饿过一段时间之后，肚子就不再咕咕叫了。一个健康的成年人，每天降解的肌肉蛋白质大概只有总量的1%。如果食物中缺乏蛋白质，那肌肉就会逐渐地被消耗掉。

所以，要提醒大家的一个重要事实就是，当尝试通过"饥饿疗法"减肥时，除了最不想要的脂肪外，也有最需要的肌肉。同时，也要避免在空腹时剧烈运动，除了肌肉被过度消耗外，可能还会低血糖。[②]

---

① 血脑屏障是指脑毛细血管壁与神经胶质细胞形成的血浆与脑细胞之间的屏障，以及由脉络丛形成的血浆和脑脊液之间的屏障，这些屏障能够阻止某些物质（多半是有害的）由血液进入脑组织。
② 通常表现为心慌、颤抖、面色苍白，严重时还可能精神不集中甚至昏迷。

本书用了很长的篇幅说明身体的能量系统，相信你已经理解了无氧运动和有氧运动的区别。当明白其中的道理后，就不会再被那些似是而非的说法误导，也不会再对应该如何减肥一无所知。

最后的建议：如果希望更有效率地减肥，就别再迷信于"跑步减肥"这种简单的指南。也不能完全依靠所谓的 HIIT 训练动作，因为身体可能还无法负担那些练习。正确的方式是，尽量让运动强度保持在无氧阈值之上，这样就可以尽快开始燃烧脂肪。如果喜欢跑步减肥，应该首先做一些力所能及的力量训练或是快速跑几百米。这样不仅效果更好，也能节约时间。

第 10 章　锻炼肌肉的七大原则

无论减肥还是打造好身材，都离不开肌肉。你一定很迫切地想知道练哪些动作最好。每个初学者都这么想。这也是他们经常失败或收效甚微的主要原因。磨刀不误砍柴工。必须首先知道锻炼肌肉的一些原则，下面是我 10 年的心得总结。

首先锻炼主要的大肌肉群

经常看到一些健身公众号发表如何锻炼各种细分肌肉块的文章，比如，腹外斜肌、胸小肌的训练方法等。这些文章对知识丰富的专业人士也许有帮助，但对"小白"而言毫无作用。

应该首先锻炼身体主要的大肌肉群。上半身肌肉群包括胸肌、背肌、肩部和手臂肌肉；下半身则包括臀部、大腿及小腿肌肉。每一块肌肉都可以分成更小的肌肉块，但知道它们并没有帮助。我从来都不知道那些小肌肉块的名词，就算知道也很难分清是哪一块肌肉，但这并不影响我练出漂亮的肌肉。

另外，可能有人会疑惑，为什么没有提到腹肌？腹肌也很重要啊！几乎每一个人，都非常希望拥有漂亮的腹肌：女孩子的梦想是马甲线，男人则想要巧克力般整齐的 8 块腹肌。当他们看到那些腹肌教程，都会跃跃欲试，却迟迟看不到肚腩变成预想中的腹肌。或者，他们就只想要漂亮的腹肌，完全忽略了其他肌肉。

这是不合逻辑的想法，也是他们半途而废和失败的主要原因之一。假设某个胖子苦练教程真的练出漂亮的腹肌，身体的其他地方还是没变。虽然这不可能，但还是想象一下，很滑稽，对吧？如果有肚腩，就意味着身体的其他地方也发胖了。如果仅仅有腹肌，穿上衣服的时候别人也不会觉得你的身材好。尽管可以孤芳自赏，但也不能随时拉起衣服，向别人炫耀腹肌。换成饱满的胸肌、背肌、手臂和臀部肌肉就不一样了，只要衣服合身，身体的线条就会显露无遗。羡慕嫉妒恨的眼光会随时向你投来，很多人也不会吝惜他们的赞美。被人称赞身材好也是一种快乐。只有腹肌，算不得身材好。

我开始锻炼肌肉的时候，想起老爸说男人必须有宽厚的胸膛和后背，这样才有男子气概。这是十分正确的说法。好莱坞电影中大受欢迎的男明星，没有一个不拥有饱满的胸肌和背肌，比如美国队长。那些性感的女明星，比如安吉丽娜·朱莉，肩膀都比较宽，手臂也十分紧致，并且拥有紧翘的臀部。所以，当把那些肌肉练出来之后，身体的曲线会更好看——男人是倒三角，女孩子是 S 曲线。不过，由于审美的黄金分割比例，肌肉过大反而让人反感。这就是大多数人并不喜欢壮汉和金刚芭比的原因。

而且，任何地方的肌肉被锻炼之后，效果都是变大，而非缩小。所以如果肚腩还在，练腹肌会让肚子更凸出。这是一个事实：有明显腹肌的人不是因为练了腹肌，而是由于体脂率低。记得 2006 年的时候，我已经跑步快 1 年，没有做过任何练腹肌的动作，但却有腹肌 8 块，还非常明显。当体重长到 60 公斤时，就只剩下隐隐约约的 4 块腹肌，但胸肌和背肌这些主要肌肉块都已经练得很不错。所以，便决定开始练腹肌。当年有一个很流行的 "八分钟腹肌训练" 视频，我练了 1 个月 4 块腹肌就变得十分明显；3 个月之后，已经拥有轮廓分明的 6 块腹肌，但并非完美的巧克力形状。这不是可以强求的事情，就像只有幸运儿才能拥有的黄金分割比例的身材一样。正如之前提到的，只需接近完美就好，80% ~ 90% 都是不错的结果。

这个原则，用哲学语言表述就是，应该首先解决主要矛盾。当把身材框架搭建好之后，雕琢身体的细节会更加容易。这就像一般人写文章都会打个草稿，如果一开始就琢磨具体的语句，很可能怎么也写不好。在大框架的基础上，也更容易看到自己的进展。进展所带来的成就感，会让人对自己的努力和坚持更有信心。

从我的经历来看，腹肌是最后才锻炼的部分。在那之前，已经有很不错的胸肌、背肌和手臂、大小腿肌肉。即使没有漂亮的腹肌，大家也都认为我的身材很好。当主要肌肉群锻炼到一定程度，练出腹肌是轻而易举的事情。如果一开始就纠结于腹肌，反而会迟迟没有进展，甚至丧失信心。

所以，从现在开始，忘记心心念念的腹肌，或者不要过于关注腹肌。依然可以把腹肌列入日常训练计划，但主要精力应该放在那些前文提到的肌肉群上。如果还没有设定理想的身材目标，对于男士推荐韩国明星 Rain，对于女士则十分推崇维密天使的身材。通过比较自己和标杆的差别，就很容易知道自己应该锻炼哪些肌肉。

无论男女，都建议从胸肌开始练起。俯卧撑是最好，也是最简单的动作。因为俯卧撑不仅练胸肌，同时也会练到背肌、肩部和手臂肌肉。任何手艺都是从基本功练起的，锻炼肌肉也是——当把基本功练扎实之后，才有可能去完成进阶的动作。一个俯卧撑都做不了？别担心，将在第 4 部分学习如何实现从 0 到 1 的飞跃。

动哪里，练哪里

很多人常常以为，只有肌肉感觉到酸痛才有锻炼效果。其实这是错误的认识，肌肉酸痛是由于乳酸的累积。肌肉一旦发力就会被锻炼到，而且锻炼效果与肌肉的发力程度成正比。当然，必须保证自己的安全。那些经常快走锻炼的人，即使走很久双腿也很难感觉到酸痛，但他们的腿部肌肉也能得到很好的锻炼。

对肌肉的使用越多，肌肉的功能就越好。这种好的表现可能有几种：耐力的提升，敏捷度的提高，力量的提升，线条的美化等。所以，如果想要挺拔的胸脯，胸肌就需要经常发力；如果想要修长的腿型，就经常让小腿用力。运动员就是最好的例子。反之，假如肌肉太久没有被用到，它们就会慢慢萎缩，这通常发生在长期卧床或缺乏锻炼的人身上。这就是人们常说的"用进废退"。

这是不是意味着，只要锻炼大腿，大腿就能瘦下来？对于瘦弱的人而言，锻炼哪里的肌肉，哪里就会变得更好看，因为肌肉的曲线练出来了。但对于肥胖的人而言，往往事与愿违。为什么？

现在，请做一个实验：用意念控制自己肚子上的肥肉，肌肉不要发力，让它们动起来。做不到，对吧？换手臂试看看？还是不行！大腿呢？小腿呢？通通都不行。因为肥肉不受意志控制，没办法直接锻炼到它。身体燃烧哪个地方的脂肪，也完全不受意志的控制。当运动的时候，身体会自动决定消耗哪里的脂肪——可能是肚子，可能是大腿，也可能是胸部。

在使用 iPhone 手机时，无法让电池先使用上面那一半的电，用完再使用另一半的电。电池如何使用是由 iOS 系统控制的，用一种人们不知道的方式。身体脂肪也一样。

退一步讲，假如锻炼哪里瘦哪里的理论成立，这恐怕会是绝大多数女士的噩梦。因为不管是跑步、仰卧起坐，甚至是走路，胸部都一直需要发力。"头痛医头、脚痛医脚"通常用来形容庸医。如果下次再有"庸医"说，要想瘦肚子必须练仰卧起坐之类的，就别再上当了。

依靠自重训练

本书对自重训练的定义是，不使用任何负重健身器械的一种训练方式。比如，俯卧撑、仰卧起坐、蛙跳、单杠和跑步等，都属于自重训练。很多人都错误地认为，只有依靠健身器械才能练出发达或匀称的肌肉。我并不否认健身器械的作用，但器械训练更适合那些想练成运动员的朋友。我不想要那种身材，而且依靠自重训练也完全可以做到穿衣显瘦、脱衣有肉。

器械训练的一个好处是，通过给身体施加巨大的外部负重，比如几十公斤的杠铃，让肌肉快速达到极限，缩短训练时间。这样肌肉承受的压力刺激也会很大，身体将感知到你需要更强壮的肌肉。因此，在健身房里很容易看到块头特别大的人。此外，很多健身器械都能够针对性地训练某一部分的肌肉。如果只需专门提升手臂力量，健身器械的帮助就很大。

有人喜欢大块头，另一些人则喜欢我这样的身材，这是审美的个人差异。最好的运动员，往往都不是力量最强的那些人，而是速度和力量达到最佳平衡的人。

肌肉并非越大越好，在某些体力挑战面前，女性比男性更有优势。以攀岩为例，男人的肌肉更强壮，因此前期攀爬的速度会很快。但他的前臂肌肉很快就会觉得酸痛，迫使他慢下来，后续的攀爬也变得更加困难。攀岩更注重力量和重量的平衡。女性的肌肉块更小，但她的手臂需要承担的体重也更小。女性的肌肉更不容易觉得疲劳，所以她们往往比男人更有耐力。所以在攀岩比赛中，女选手的表现通常都不会逊色于男选手，甚至表现得更好。

自重训练随时随地都可以进行，大大提高了锻炼肌肉的频率。可以节约来往健身房的时间，可能路上的时间就已经超过训练时间。这是很多人都喜欢自重训练的一个主要原因。

比起器械训练，自重训练的安全性也更高。做俯卧撑，很难会受什么伤。因为力气不够，就无法撑起来，最多在力气耗尽的时候掉向地面。同样是训练胸肌的动作，卧推杠铃的话，不慎掉下来的那几十公斤重量很可能砸断胸骨。尤其是新手，如果没有人指导，很可能会被健身器械伤到。

自重训练的方式也更加灵活。当依赖健身器械时，想象力可能会被绑住，只有越来越重的重量。比如常见的深蹲动作，在健身房里可能会用越来越重的杠铃刺激大腿肌肉，但同时脊椎也需要承担这些重量。很多大块头的背部都练得有点驼。完全可以用单腿深蹲来实现同样的训练效果，只需交替训练左右腿即可。如果进行自重训练，就能逐渐找到更多有趣的训练方法。这么多年来，光是俯卧撑，我就学会了几十种花样。

循序渐进地锻炼

每个人的肌肉都存在着无法逾越的极限，这是由肌肉的性质决定的。世界上跑得最快的人，也不可能跑得比猎豹更快。通常意义上的极限并非如此，而是指拼尽全力也无法做得更好。每个人的极限都不同，有的人可以跑完一个马拉松，而有的人连跑几百米都觉得十分困难。两者的区别在于，跑马拉松的那个人肌肉更加强大。

不过，即使是毫无基础的小白也不必灰心。因为每一次的锻炼之后，肌肉都会更加强大。这种强大可以有不同的表现：如果是讲究速度的 100 米短跑，肌肉的增强会让人跑得更快；如果是讲究耐力的慢跑，肌肉的增强会让人跑得更远、更轻松；如果是讲究力量的举重，肌肉的增强会让人举起更大的重量；如果是讲究灵活度的瑜伽，肌肉的增强能会让人做更高难度的动作。归根结底，对肌肉的锻炼会使肌肉生长，肌糖原的储量也会增加，肌肉因而变得更加强大。

与此同时，肌肉也会塑造身体的曲线，让身材变得更好。在不超过审美的黄金分割比例之前，肌肉越多，身材就越好看。在循序渐进锻炼肌肉的过程中，有两种合理的方式。合理的前提是，肌肉已经得到了有效锻炼，而且已经充分恢复。

1）第一种：逐渐提高训练强度

提高训练强度可以通过增加负重、增加难度或是调整频率来实现。以俯卧撑为例：标准动作要求双手撑开与肩同宽，这对手臂力量的要求最低。如果改变双手的位置，就成了窄距或宽距俯卧撑，这两种俯卧撑的难度更高。不妨试一试，相比标准俯卧撑，手臂和其他地方的肌肉会更加酸痛。不仅如此，动作改变之后锻炼到的肌肉也会有所不同。

假如选择增加负重的方式，可以在背上放重物，或是让女朋友坐上去，不过要小心伤到腰。或者原来做一个俯卧撑需要用 1 秒钟，那可以试试延长到 2 秒钟，这样肌肉会得到更大的锻炼。自重训练也可以有很多花样，对吧？

2）第二种：增加训练数量或时间

还是以俯卧撑为例。建议朋友们每次做俯卧撑的数量是 12 个 / 组，一共做 4 组。但对于锻炼很久的人而言，这只是一个保持运动量的水平而已。如果想要提升训练效果，可以仍然做 4 组，但每组 15 个；或者 12 个 / 组，但做 5 组。这两种不同的调整方式，对肌肉的刺激效果也不相同。如果每组数量更多，更能锻炼肌肉力量；如果组数更多，则对提升肌肉耐力有帮助。

不过没关系，因为肌肉耐力和力量的增长是相辅相成的。我刚练俯卧撑的时候，是从 5 个俯卧撑开始的。不好意思地说，当时做 2 组就达到了极限。第二天，平胸、手臂和肋部都觉得酸痛难耐。坚持一个星期之后，尝试完成 10 个 / 组，依然还是2组。但第三个星期试着再增加到15个/组时，就觉得难以承受。所以，又保持10个/组的水平，尝试做3组，随后是4组，直到再次遇到瓶颈。根据情况不断地调整俯卧撑的数量或组数，最终能够做30个/组，4~6组。与此同时，胸肌、手臂和肩部肌肉也有了很大进步。

尽管所举的例子是俯卧撑，但也可以在慢跑之类的有氧运动中使用这种训练方法。

让肌肉充分休息

"为什么我每天都跑步，但是现在却跑得越来越辛苦，不是说会越来越轻松吗？"这是一个你的问题。很多初学者都会犯这种错误。因为大多数人都会以为，当对肌肉进行锻炼之后，肌肉就会增强。

实际正好相反，在锻炼的当下，那些肌肉正在受到损伤。比如，几个月没有跑步，今天突然去公园跑了几公里，肌肉肯定就会十分酸痛。肌肉酸痛的原因，除了乳酸的堆积外，也包括肌肉损伤。可以把身体理解为一部机器。机器在使用的过程中会不断耗损，最终不得不报废。虽然身体受到了损伤，但并没有像机器一样报废，而且锻炼越多，身体和肌肉就越强大。

因为身体是一部能够自然恢复的机器——肌肉中堆积的乳酸会被分解，从而消除疲劳；受损的肌肉也会被修复；如果锻炼时肌肉受到的压力超过了极限，那更多的肌肉也会生长出来。当然，肌肉的修复和生长都离不开蛋白质和其他营养的补充与吸收。这就是肌肉修复和生长的简单过程。

相信很多人心中都有一个疑问，肌肉训练的恢复时间需要多长？或者说，间隔多久才能进行下一次训练？这并没有明确的答案，因为它主要取决于运动强度和身体素质。运动强度越高，就越疲劳，休息的时间就越长。经常锻炼的人体质更好，恢复得更快。在《七龙珠》中，赛亚人体质的孙悟空恢复异常迅速，而地球人恢复则需要很久。

我的经验可以作为参考。通常运动强度比较低的时候，24小时是一个很好的恢复间隔。比如，跑两三公里，或是做几十个俯卧撑，完全可以每天都进行。这是我的情况，如果你的运动能力还比较弱，可以休息更长时间。2010 年的时候，我晚上会做 40×8 个腹肌训练动作和 100 个俯卧撑，肌肉酸痛比较厉害，至少需要两天的恢复时间。肌肉恢复的第一个标志是，肌肉的酸痛已经不再明显。

另外，如果觉得精力充沛、肌肉充满力量，也是恢复的一个标志，可以再次开始训练。对于那些进行大重量训练的人，他们在健身房里的负重可能高达上百公斤，至少需要 72 小时的恢复时间才能修复和加强肌肉。总之，恢复时间因人而异，最重要的是是否感觉轻松、舒适。

如果想保持每天都运动的习惯，可以在休息期间做一些低强度的放松运动，比如，散步或快走。无论如何，减肥和改变身材仍然有很多的时间，安全始终第一。万一逞强受伤，反而会耽误目标的实现。

要让肌肉有良好的恢复效果，需要有充足的睡眠。人睡觉时的消耗更少，诸如视觉、听觉和嗅觉等身体功能都会切换到待机模式，由于活动量大大减少，人体就有更多的能量和营养去对抗疾病、修复身体。当人感冒发烧的时候，多睡觉就能够让身体尽快恢复。在训练过后，受损的肌肉急需修复，这时候最适合睡上一个大觉。

一般情况下，进行肌肉训练的当天，建议保证晚上 8 个小时的睡眠。假如没办法满足这个要求，也应该尽量在白天补充睡眠。如果选择在周末的早上进行锻炼，最好安排 3 个小时的午睡时间。

睡眠如此重要，是因为睡觉时身体会分泌更多的生长激素。肌肉的修复和生长都离不开它，因为生长激素可以促进蛋白质的合成和脂肪的分解。这听起来就很棒，那睡得越多是不是就越好呢？

事实并非如此，生长激素的分泌总有一个极限。如果没有运动或运动强度比较低，睡得再多，生长激素的分泌也比较少，因为身体不需要。运动期间，生长激素的分泌速度也会加快，结束之后会慢慢回到正常水平。然而，身体仍然需要更多生长激素来修复肌肉损伤，所以就需要补充足够的睡眠。

除了修复肌肉外，生长激素还能促进新陈代谢和延缓衰老。年龄越大的人，分泌的生长激素就越少，等到生长激素无法满足人体的正常耗损时，人就不可避免地变老了。经常听到女孩子说"睡美容觉"，就是这个原因。如果想永葆青春，除了睡美容觉之外，适当的运动也是必需的。大荧幕上那些几十岁看起来还很年轻活力的明星，都有经常运动的习惯。

就算减肥，肌肉也需要补充营养

如果目标是增重，那肯定不会怀疑补充营养的重要性。相反，还可能会补充过多。这并没有太大问题，最多是没有充分吸收造成浪费，或吃太多导致肠胃不舒服而已。然而，很多减肥的人在锻炼之后都不敢吃。他们以为运动之后胃口大开，会很容易吃多。另一方面，又希望体重能够快速下降，身材也能更快变好。剧烈运动加上节食，比起单纯的节食对身体的伤害更大。

事实上，因为锻炼之后肌肉处于损伤状态，不管是减肥还是增重，都需要补充大量蛋白质，作为修复肌肉的原材料。高强度的运动之后，肌糖原几乎消耗殆尽，肌肉变得乏力。所以也需要补充碳水化合物，让肌肉重新充满活力。

不管运动时是否大量流汗，身体仍会流失水分和矿物质，也需要补充。此外，肌肉的修复和生长还需要维生素等其他营养。假如运动之后不及时补充，那肌肉不仅无法被修复，反而会被削弱。身体很可能出现各种情况：肌肉力量下降或肌肉萎缩；无精打采、失眠、没有食欲、烦躁不安等。

健身界流传着一个"三分练，七分吃"的说法，这强调了营养补充的重要性。那到底怎么吃才合理，既不浪费又不缺乏？这仍然取决于运动强度、体重和性别等因素。运动强度大，身体需要补充的营养越多；体重也是一个正相关的指标；男性一般比女性吃得更多。

以前，在做完100个俯卧撑和320个腹肌训练动作之后，我吃的东西有：

4个水煮鸡蛋（只吃2个蛋黄），1根香蕉，几片吐司，1瓶维他奶和一大杯白开水。

　　这么训练大概 1 年之后，体重大概增长了 5 公斤，几乎都是肌肉。因为训练强度没有特别大，所以基本保持着锻炼 2 天、休息 1 天的节奏。整整 1 年，光是鸡蛋，就吃了快 1000 个。相信在那些喜爱美食的人眼里，这会有点恶心。不过，我还是挺乐在其中的，毕竟收获了不错的成果。

肌肉也喜新厌旧

　　很多人都有过这样的经历：长期锻炼同一个地方的肌肉，到达某个阶段后就遇到了瓶颈。我曾经试过每天都做 100 个俯卧撑，起初效果很明显，但一两个月之后，胸肌和手臂肌肉却几乎不再进步了。最初以为是训练强度不够大的原因，于是把数量增加到 200 个，但依然没有多大改善。可是，当停止做俯卧撑一段时间以后，再重新开始，肌肉却有明显的训练效果。

　　俯卧撑确实让胸肌和手臂肌肉得到了锻炼，但肌肉已经适应了这个强度，身体就不会继续加强它们。另一方面，身体各部分的肌肉也不是孤立存在的。现在，请试试向前打一个直拳。即使是这么简单的动作，也有多块肌肉一起发力，除了手臂肌肉外，还有胸肌、背肌和肩部肌肉等。

　　如果只偏重于锻炼一部分肌肉，如胸肌或腹肌，那么周围的肌肉就会锻炼不足，无法获得同样的成长。这种状况就好像四车道与两车道的街道相交会，车速怎么都很难快起来。肌肉也正是因此才会怎么锻炼都无法进步。解决交通拥堵的方式很简单，只需把两车道的路拓宽成四车道。同样，锻炼那些被自己忽视的肌肉，整体肌肉水平就会重新上一个台阶。

　　由此，我总结了一种非常有效的锻炼方式：一段时间内重复做某一个动作或重点锻炼某块肌肉，遇到瓶颈之后，就改变训练动作或训练部位。通过给予肌肉各种不同的刺激，肌肉会越来越有力量，线条也会越来越好看。我的实践经验证明了这是行之有效的办法。

　　尽管本书很少提到游泳、跑步或是球类运动，但应该记住，所有运动都是对肌肉的锻炼。不同的运动对肌肉的锻炼效果不一样，但它们都离不开本章中提到的七大原则。做任何运动时，都应该思考所作所为是不是符合这些原则。相信它们能帮助你取得更好的效果。仅仅知道原则还远远不够，最重要的是动起来。现在就可以尝试做一些简单的运动。那些据说很有效的训练动作也请试试看，这样会有更深的体会。

第 11 章　身体也有"脾气"

通过前面几章的学习，你可能已经发现了身体有很多"奇怪"的地方，完全颠覆了你的认识。比如，让人十分郁闷的"动哪里并不能瘦哪里"。而且，还有更多奇怪之处等待着你去发现。由于篇幅所限，没办法把所有的事情都罗列出来。不过，在和身体打交道的 10 年中，我对身体的"脾气"有了深刻的认识。下面总结了身体的五大特点，并举了一些例子来帮助理解。

一切为了生存

不只是人类，求生是任何生物的本能。身体就是为这个目的而存在的。生存的目标包括尽可能活得更久，以及尽量活得更好。人们追求快乐和避免痛苦的天性就是来源于此。是人就得吃东西，而且能吃多好就吃多好。

正如大家所知道的，没有任何动物会像现代人一样傻乎乎地跑来跑去，只是为了消耗热量；也没有动物会为了减肥而不吃任何东西。即使是人类的近亲大猩猩，也不需要节食和运动。相反，在险恶的自然环境中，动物为了生存必须得吃足够的食物及尽量避免无谓的能量消耗。人类的祖先也不会在大草原瞎跑，或是让自己饿得有气无力。否则，他们早就被野兽吃掉了。

尽管现代人的运动和节食都是希望有更好的生存状态，但身体还没进化到这种随心所欲的生存模式。有些人的想法可能是通过坚持跑 10000 米或者节食 1 个星期来减肥，这样身体会更健康，但身体接收到的信号完全不一样。简单来说，身体接收到威胁生存的信号不同：运动是能量消耗太大；节食则是能量供应不足。

如果把身体的生存模式比喻为 Windows 系统的安全模式，发烧就是人体安全模式的一个绝佳例子。当身体被细菌或病毒感染时，消灭这些入侵者是保证生存的基本条件，因此身体会尽可能调动资源来对付它们。同时，会觉得头昏脑涨、全身乏力，无法进行其他活动，因而节省了资源。

也可以把身体理解为一部智能手机。如果已经连续看了几个小时的高清视频，手机电量只剩下20%，由于并不想错过重要的电话，所以关掉视频，静静地等待。长时间运动之后，身体就会出现能量不足的信号，警告你停下来：开始觉得头晕，关节和肌肉开始觉得疼痛。它在提醒你，如果再继续身体就会受伤。就像会关掉手机一样，正常的人一般都会停下来。

然而，人也是一种奇妙的生物，会为了胜利、荣誉、爱和其他各种理由而不顾一切。由于实在太想看完那部电视剧了，所以可能会继续看下去。手机也许会卡顿或发热更加厉害，系统也会尽可能让手机坚持更长时间。最终，手机一定会因电量耗尽而自动关机。同样的道理，在逞强坚持运动时，身体正受到未知的伤害。比如，那些暂时用不到的肌肉，其中的蛋白质会被分解用于提供能量。也许你还会受伤，比如关节扭伤或是肌肉拉伤。最严重的情况就是永久关机——死亡。马拉松比赛总有意外猝死的悲剧，很多都是因为逞强。别忘了，马拉松正是为了纪念一次"死亡之跑"。[①]

虽然运动有益健康，但过长时间的运动反而有害。至于多长的运动时间才算过长，则因人而异。有些人可以跑10000米而不觉得疲累，另一些人却连1000米都跑不完。这跟手机有电池容量和耗电量的差别是一个道理。

在节食的情况下，身体的反应很像一个突然被老板炒鱿鱼而只能靠银行存款生活的人。他会变得节俭——首先削减那些不必要的开支，比如，平时喜欢收集的小玩意或是每个月都要买的新衣服；如果遇上经济危机，他就会尽可能地节衣缩食，希望能够撑到找到下一份工作的时候；但无论如何，他总不会不吃饭。节食会让身体尽可能降低消耗水平，但身体仍会维持人最基本的生命活动需求。失

---

① 马拉松是古代希腊的地名，雅典与波斯在此发生了一场大战。胜利之后雅典统帅派士兵"飞毛腿"菲迪皮茨回雅典报信。菲迪皮茨不停拼命地跑，跑到雅典时刚说完消息就死了。为了纪念这一事件，第一届现代奥运会设立了马拉松赛跑这个项目，距离正是菲迪皮茨跑过的里程。

去经济来源的人最终或许会饿死街头。关于节食对身体的伤害，可以看看那些因长期饥饿而骨瘦如柴或水肿的非洲儿童，实在触目惊心。

也许听说过很多爱美的女明星都是以"水果＋运动"作为减肥的主要手段，但这完全是错误的做法。如果盲目节食，体重快速下降，人很可能会患上神经性厌食症。下面来讲一个悲剧，请那些寄减肥希望于节食的朋友引以为鉴。

根据《羊城晚报》2011 年的报道，广东有一个"29 公斤少女"，患上厌食症时只有 14 岁，体重也没办法恢复正常。长期营养不良让她的身体极其衰弱，20 岁时死于感冒引起的并发症。一场小小的感冒就要了她的命。有研究显示，厌食症的死亡率高达 17%。除了死于疾病外，还有一些厌食症患者死于自杀。厌食症患者的心理通常非常压抑、自卑。这会让他们觉得自杀才是最好的归宿。

我用妈妈经常唠叨的一句话作为建议，"吃饱点，早点睡，不要太辛苦"。

该省的省，该花的花

身体没有一处多余的地方，也从不做多余的事情。如果不信的话，请找出身上有哪些是可以不要的。头发？不，谁也不想变光头！汗毛？它可以帮助保温和散热。指甲？没有怎么剥果皮！即使是从前人们误以为毫无用处、可以切除的阑尾，科学家也发现了它对人体的重要作用。

请再想想身上可以多些什么。背后多一只眼睛？不，只要转头一样可以看到背后。多一对能飞的翅膀？那么骨头得镂空，胸肌至少得有 1 米多厚！手指变 6 根？嗯，好像不太好看。

同样，也不能再改进身体的使用方式了。在一切为了生存的前提下，身体就是这样吝啬又精明。即使身体有了多余的部分，也不会带来更多的生存优势，因为需要消耗更多的能量。那为什么要有两只手呢？虽然神雕大侠杨过一只手就够用，但两只手能够做的事情明显多得多。

运动过度或者节食会让人头昏眼花，就是因为"能省则省"的原则在起作用。

节省下来的能量可以让人生存的时间更长。同样，人之所以会发胖也是这个原因。当吃了过多的食物，多余的那部分能量就会变成脂肪保存下来。毕竟，古时候寻找食物是一件十分辛苦的事情，不像今天这样随时都有吃的。

既然已经知道身体主要依靠糖和脂肪提供能量。为什么不用一种方式为人体提供全部能量呢？为什么身体会选择脂肪作为主要的储能物质，而不是糖？这都是由脂肪和糖不同的特点决定的。同样是完全燃烧，1 克脂肪产生的能量比 1 克糖产生的 2 倍还多。何况糖还有不完全燃烧的情况，所以储存脂肪比较划算。如果身体储存的总能量不变，将身上的脂肪都换成糖，那体重很可能会翻 1 倍。体重减少，人体需要消耗的能量也就随之减少了。

但是，由于脂肪的分子结构更加复杂，产生能量的速度比糖慢多了。当人受到生存威胁时，比如正在受到野兽的追捕，肌肉需要糖这样快速的能量供应来争取生存空间；如果只是在草原漫步，脂肪就能够慢慢发挥作用。所以，身体就必须有糖和脂肪两种不同的能量系统。

小时候家里很穷，日子过得很辛苦，但母亲一直都强调一个原则："该省的钱一分都不能花，不能省的钱多少都得花。"身体也是如此。现代人缺乏生存危机的压力，食物也十分充足，所以有必要克制对美食的欲望，同时尽可能多地做一些运动。一味贪图享乐，身体自然会有各种问题。

平衡之道

人们的身体就像是在公路上高速行驶的汽车，大脑则是那位看不见的司机，时刻都在调整身体的状态——保证汽车既不会撞上左边，又不会撞上右边。即使不变道车子也并非总是直线行驶，司机需要一直微调方向盘。身体也不会一直保持在同一个状态，如体重就时刻在变化。不过，身体的各项指标都需要保持在一个范围之内，才能发挥最好的状态。比如：

血糖必须保持一定的水平才能维持正常的身体功能。血糖的浓度低于或高于正常范围都对身体有害。如果血糖浓度实在太高，人就会得糖尿病。人体的血糖平衡是由胰岛素和胰高血糖素负责调节的：血糖过低时，身体分泌胰高血糖素，促使消耗肝糖原①，提高血糖浓度；血糖过高时，身体分泌胰岛素，促使血糖转化成糖原或脂肪，降低血糖浓度。身体十分精明：两害相较取其轻，为了不得糖尿病只好把多余的血糖转化成脂肪，这就是发胖的直接原因。

酸碱平衡也是身体正常工作的必要条件。大家应该还记得之前讲过的血液中的乳酸和酮体过多都会导致酸中毒的事情。

生长激素的分泌既不能太多，也不能太少。成年之前，生长激素太少会导致侏儒症，太多就导致巨人症；成年之后，生长激素过少会导致早衰，过多就导致肢端肥大症。

人的体温也需要保持在正常范围，体温异常就表示身体哪里出了什么问题。天气太热的时候，人们会流很多汗，汗水带走热量从而让体温保持正常；天气太冷的时候，皮肤会起鸡皮疙瘩减少热量散失，或者打哆嗦来产生更多的热量。

这样的例子还有很多。不过，很多人一直有一个错误的观念：运动出汗越多，证明燃烧脂肪越多，减肥的效果越好。所以，有人为了让身体多出汗，宁愿在大热天穿着厚厚的衣服跑步。如果这是事实，那么夏天在太阳底下晒上一小会儿就可以大汗淋漓了。出汗只是人体维持正常体温的一个机制而已，跟狗狗吐大舌头凉快是一个道理。

出汗的多少跟燃烧脂肪没有任何直接关系，大量流汗只是因为身体太热。而且除了一些代谢废物外，汗水还会带走钠、钾等电解质和氨基酸、维生素等营养物质，导致运动能力的下降。

出汗多少跟体质的关系很大。经常运动的人，即使运动强度比较大，出汗也不会特别厉害；而体质差的人稍微动一动，就会大汗淋漓。大多数人身边肯定都有一个很爱流汗的胖子。

出汗之后如何补水是一件值得注意的事情，如果不及时补水就会脱水。但在

---

① 肝糖原，储存在肝脏的葡萄糖。

大量流汗之后，拼命喝白开水或是来一瓶冰凉的饮料，反而对身体不好。喝大量的白开水会进一步导致电解质①的流失，所以最好喝淡盐水，适当补充电解质。饮料通常都含有大量糖分却没有电解质，无法满足身体的需求。喝水的速度也要慢，分成几次喝，不要一次喝完，否则就会伤害肠胃和心脏。

只要懂得身体的平衡之道，就不容易再出现那些拖后腿的事情。

你并不脆弱

很多人都低估了自己，因为他们认为身体是很容易受到伤害的。我的师妹小颖，总是说自己膝盖很弱，但又很想练翘臀。于是我建议她做深蹲练习，但她很担心会受伤。虽然她挺瘦，却也怕跑步会伤到膝盖。

想必大家身边也有这样的人，总是说做这个动作会伤腰，或者吃麦当劳怕会胖之类的。有小部分人确实是不适合做一些事情，但绝大多数人都没有自己想象中那么脆弱。因为身体会自动适应环境的变化，也能很好地应对压力。正因如此，肌肉才能越练越强大。相反，如果只是待在温室，永远都无法承受风雨的考验。

虽然身体需要时刻保持平衡的状态，但如果不超过一定的范围，身体就不会受到伤害。一个星期吃一次麦当劳并不会让人发胖，做几十个深蹲也不会让膝盖受伤。不过，要是天天都吃这么高热量的东西就很难说，一晚上做200个深蹲未免也太难为自己了。

在减肥和改变身材的过程中，需要一步一步来。只不过偶尔也需要做一回傻瓜。比如，冬天穿少一点，让自己瑟瑟发抖；饿的时候忍住不吃，让肚子咕咕叫上几个小时；很想睡觉，还是再坚持一两个小时；又或者长时间不喝水，让自己口干舌燥……

相信没有人愿意做傻瓜，但是，为了让身体表现更佳，做傻瓜却是不得不为

---

① 水和电解质是维持生命基本物质的组成部分。人体内水的容量、分布、溶解及水中的电解质浓度都由人体调节功能加以控制，使细胞内液和细胞外液的容量、电解质浓度和渗透压等能够经常维持在一定的范围内。

之事。平时都很难遭遇断水缺粮的困境，不过恐怖袭击、地震、台风和洪水这类意想不到的灾难可能改变这一切。所以，平时训练自己去适应极端环境，身体自然也具有更好的生存能力。

往远了讲，人类的祖先都是要忍饥挨饿，哪有片瓦遮头？这种适应极端条件的能力已经记录在每个人的基因里。然而，今天的生活如此美好：夏天有空调，冬天有暖气，渴了有饮料，饿了有高蛋白、高脂肪的食物，甚至连觅食的体力活都不用干。即使是保持运动习惯的人，身体依然没有发挥最大的潜力。

大学时，我习惯早上或晚上跑步，天气凉爽，汗也流得不太多，所以跑得飞快。但有一个暑假，我决定尝试下午三四点跑步。这就是我说的傻瓜行为。这已经不是单纯的跑步，而是对肉体和精神的双重考验。跑了不久我就后悔了，只想着快点跑完。我以为自己会中暑，但是居然没事，反而第二天感觉更加舒畅。

现在我已经不这么做了，但很久以前的鲁莽却让我受益了。有一次我爬山忘了带水，到了山顶又热又渴，几乎要脱水晕倒。但我记得身体在酷热缺水环境的反应，放慢了呼吸，调整了脚步，顺利地下了山。

举这个例子并非鼓励你去做傻事，只是提醒大家：意外随时可能发生，当身体有更大的弹性时，化险为夷的机会也更大。假如一直都待在空调房，中午晒一会儿太阳说不定就会中暑。当一直饱食的时候，舌头可能早已变得十分挑剔。如果饿过肚子，即使原来难以下咽的食物，也会变成人间美味。

当迷失在现代生活之时，不妨偶尔做一个随机漫步的傻瓜，体验猿人祖先的那种生活。不仅会变得更加强壮，也会更加懂得感恩和珍惜。最后，一定要谨慎评估自己的身体状况，不要做那些风险系数极高的傻瓜行径。比如，从来没有跑过步，第一次参加马拉松就妄想跑完全程。

边际效用递减

如果没有学过经济学，那么你可能是第一次看到这个词。效用很容易理解，但边际效用是什么？经济学对它的定义是：在一定时间内消费者增加一个单位商品或服务所带来的新增效用，即总效用的增量。举个例子，假如正在吃馒头，每一个馒头所带来的好处就是边际效用。

边际效用递减的意思很清楚了：每消费一个单位的物品，这种物品的边际效用就会越来越低。假如现在非常饿，吃第一个馒头简直就是人间美味，吃第二个馒头还是挺好的，吃完第三个会觉得有点撑，第四个？还是算了吧。如果强行吃下第四个馒头，可能还会觉得很痛苦。所以，边际效用也可能是负的。

身体时时都遵循着这个规律。还记得 "瘦素" 吗？尽管发胖的人会分泌更多瘦素，但随着数量越来越多，新增的瘦素对身体的作用也越来越小。也就是说，身体会逐步适应瘦素，变得麻木了。身体分泌的各种激素都是如此，如胰岛素、生长激素等。当激素的分泌持续增加时，就会破坏身体的平衡，生病就在所难免。肥胖就是脂肪边际效用递减的最好例子。

但是，当体脂率非常低的时候，身体也不会特别健康。彭于晏拍电影《激战》时体脂率只有3%，每天的饮食都必须严格控制，身体很虚弱。他接受采访时说："很长一段时间都只能吃白水煮的蛋白和鸡胸肉，十分痛苦，以至于在塑形的过程中，情绪会非常不稳定。比如，要吃很多蛋白质，尽量不吃淀粉，不能吃有油的，不能吃糖，不能吃咸的……听起来好像很复杂，其实很简单，就是越难吃的就越可以吃，生蔬菜就可以吃，鸡肉水煮吃，鸡蛋煮完吃。要保持体形就要一直练，还要一直吃，是很难的。"对于这种魔鬼式练法，他说"会让身体很虚弱……大家还是不要学，健康更重要"。

男人的体脂率从3%增加到10%，在这个阶段增加的脂肪都是对身体有益的。当增加到15%，可能肌肉线条会没那么明显，但仍然有益。如果体脂率进一步增加到25%，那不仅会发胖，身体也会有一些小问题。体脂率到了30%，糖尿病、"三高"之类的疾病都有可能发生。

运动也是如此。最开始的阶段，进步是最大的。之后身体慢慢适应了改变，进步就会没那么明显。从500米跑到3000米，这是6倍的巨大进步。但从3000

米到 10000 米的跨越就会比较困难。如果仔细想想减肥和改变身材的所有事情，是不是都符合这个规律呢？很奇妙吧。

　　现在大家对自己的身体有了新的认识，而且还有很多等待人们去发掘的地方。培根说，知识就是力量。不过，并不需要很多知识才会有力量。当越来越了解自己的身体时，相信就会变得更有力量。同时，身材也一定会变得越来越好。

第 3 部分

舌尖上的那些事

不管是减肥还是增重，一定都会涉及两个互补的活动——消耗能量的运动和补充能量的饮食。在第 2 部分讨论了身体的特点，现在要把注意力转向日常饮食。饮食的重点不在于食物有多珍贵和美味，而在于吃得健康、合理。

这部分的第 12 章介绍了关于食物的基本常识，以便能看懂那些饮食文章到底在说什么。其他章节则是饮食的正确原则，讲解如何吃得更健康，避免盲目地听信那些不靠谱的减肥食谱。鉴于美食的巨大诱惑，本部分还为吃货们准备了一些有效的抵抗办法。

第 12 章　热量平衡与营养均衡

很多人都不知道怎么吃。完全不必觉得奇怪，因为吃胖的人已经太多了。大家一直在说发胖是因为"吃得多动得少"，但如果从来都不贪吃，动得再少又如何？有一些人片面地追求少吃，生怕一不小心就把自己吃成了大胖子。还有一种人迷信所谓的养生食品，好像吃了它身体就一定会很健康似的。最悲剧的是那些盲目节食的人。

吃可比运动容易多了，不用流汗也不会肌肉酸痛，坐着享受食物就行。人天性都爱偷懒，能用吃解决的问题，何必辛苦呢，对吧？在大多数情况下，懂得吃的人根本就不会发胖，不用特别剧烈的运动就能拥有不错的身材。如果已经发胖，运动就是不得不为的事情，只靠吃并不能完全解决问题。尽管如此，知道吃的科学，能让人意识到那些正在拖后腿的事情，也能帮助人们更快地成功减肥。

我并非营养专家，对饮食也没有深入研究。我从来不计算食物热量，也不懂烹调美味的食物，更没有喝过蛋白粉。我吃东西的哲学十分简单：只要食物能满足身体需求就够了，食物是否赏心悦目，是否美味，都是次要的。

经常看到很多人尝试所谓的"减肥食谱"或"增肌食谱"，健身 App 也很流行分享漂亮的食物照片。我一向追求简单的做法，即使条件极其简陋也能够执行饮食计划。

任何饮食计划或食谱，最重要的原则都是"量出为入"。当开始挣钱的时候，父母总会告诫要量入为出。如果工资才三四千元钱，买一台 iPhone 6S 可不是什么明智的选择。但在饮食上要遵循的原则却正好相反。量出为入的意思是，必须根据自己的消耗水平，决定吃多少食物。这是很容易做到的事，反过来可就不一定。可能会在聚餐中吃了太多，那些超标的热量已经足够跑完一个马拉松。所以，为了避免发胖或变得更胖，最好的方式就是合理饮食。

在讨论更深入的内容之前，应该了解一些基本常识。因为当别人在说"热量""卡路里"和"碳水化合物[①]"的时候，很多人都听懂了，却又还没听懂。如果你已经知道，可以跳过它。

热量超标：发胖的幕后推手

通常热量都是能量的意思。国家法定使用"能量"，很多食品包装上的营养成分表都是用能量一词。热量通常与卡路里[②]一起使用，而能量则与焦耳（J）[③]分不开。国际标准的食物热量单位是焦耳，美国则采用卡路里。中国的法定单位是焦耳，但仍有很多人使用卡路里。

散步 1 小时大概会消耗 15 万卡路里热量，但这还没有一小块牛肉的热量多。通常在食物包装或健身资料中看到的卡路里，一般都是指千卡（或叫大卡，用 C 表示）。用公式表示就是：

$$1 千卡 = 1000 卡路里（1 C=1000 cal）$$

身体的新陈代谢，每时每刻都在消耗能量。这些热量是由体内或食物中的产能营养素提供的。人体的产能营养素包括蛋白质、脂肪和糖类，而食物中的产能营养素则包括糖、脂肪、蛋白质、酒精和醋酸等。

在热量不足或过量的情况下，身体都会自动进行适应性的调节，包括基础代谢水平和体力活动效率的改变。吃太饱很容易犯困，吃不够就会全身乏力。另一方面，假如热量摄入超出了可接受的范围，体重就会改变，以达到新的能量平衡。在过量的情况下，身体的适应范围非常小——小于 5%![④] 这时多余的能量将迅速增加脂肪组织。人们就是这么胖起来的。在热量不足的情况下，身体的适应范围

---

① 碳水化合物是一类具有相同结构的物质，它只含有碳（C）、氢（H）、氧（O）这 3 种元素，其中 H 和 O 的比例正好与水分子（H_2O）相同，如同碳和水的化合物，因此得名。

② 卡路里由英文 calorie 音译而来，简称卡，缩写 cal。

③ 1 卡路里 =4.186 焦耳。

④ 世界卫生组织 . 膳食的合理制备 [R]. 北京：人民卫生出版社，2000.

则大得多，单纯地减少热量摄入并不能快速地消除肥肉。胖起来容易，瘦下来难，就是这个道理。

所以，应该尽可能避免吃得太多。不过，每天的热量摄入也不能低于基础代谢消耗、食物热效应①、体力活动及生病需要的热量值最低。体力活动越多的人，可以吃得越多；生病的时候，也应该多吃一点。

　　不同食物的热效应差别很大。脂肪的食物热效应约占其热量的 4%~5%，碳水化合物占 5%~6%，蛋白质则高达 30%~40%。因为脂肪和碳水化合物的主要作用是为人体提供能量，而食物中的蛋白质需要分解为氨基酸，再合成人体所需的蛋白质，这个过程更复杂，时间更久，消耗的能量自然更多。有些人为了减肥，严格控制热量摄入，却没有考虑食物热效应，长期如此可能会导致营养不良。如果需要计算食物的热量，请记得这一点。

以下公式可以帮助人们简单估算每天应该至少摄入多少热量：

总热量 = 基础代谢的热量② + 体力活动的热量 + 食物热效应的热量

食物热效应的热量 = 10% ×（基础代谢的热量 + 体力活动的热量）

总热量 = 110% ×（基础代谢的热量 + 体力活动的热量）

估算食物的热量，必须知道其中产能营养素的重量，再用公式计算。③ 不过，很容易就能找到现成的食物热量对照表。这里并不建议计算热量，非常复杂而且效果可能也不大。但如果不怕麻烦，希望跟踪自己每天的热量水平以帮助减肥，可以采用以下办法。

1）了解身体需要多少热量，每天应该摄入多少热量

需要估算每一次体力活动都消耗了多少热量，包括运动及走路等。

---

① 食物热效应是指由于进食而引起能量消耗增加的现象。吃饭的时候，除了夹菜、咀嚼等动作消耗的热量外，消化吸收及代谢转化还需要额外消耗能量。吃一顿饭消耗的热量跟食物、食量和进食频率等多种因素都有关。

② 基础代谢消耗的热量可以利用网络计算公式进行估算。http://www.ilinkee.com/tools/bmr。

③ 食物热量（千卡）= 糖（g）×4 + 蛋白质（g）×4 + 脂肪（g）×9 + 酒精（g）×7。

2）制订饮食计划并执行它

确保吃的东西能提供足够热量，并且不会一直都觉得很饿。如果食量很大，就多吃一些流质食品，如五谷杂粮粥，因为水分多的食品能让人更快吃饱。

3）跟踪每天的热量

吃的每一种食物都要记录下来，包括零食和饮料，并估算它们的热量。最后，再计算今天摄入的总热量。如果超出了身体需求，第二天就要进行调整。

营养要均衡，这非常重要

那些所谓的减肥食谱，通常都只说热量，却很少提及营养的重要性。正因如此，它们才不靠谱。正确的饮食，不仅包括满足热量的需求，也需要均衡的营养。

人体每天需要的营养分为两种，包括常量营养素和微量营养素。常量营养素是指身体每天摄入量超过 1 克的食品成分，主要包括蛋白质、脂肪、碳水化合物和酒精等，它们是人体能量的主要来源。

微量营养素则是指身体每天摄入量低于 1 克的食品成分，主要包括维生素和矿物质。尽管身体对它们的需求很小，但大多数微量营养素体内都无法合成或是合成量无法满足需求。每天吃的东西都必须保证微量营养素的供应。身体缺乏维生素及矿物质就会变得不健康，甚至危及生命。

接下来将简单介绍蛋白质、碳水化合物和脂肪这 3 种常量营养素。[①]

高富帅：蛋白质

肌肉的主要成分是蛋白质和水。除了肌肉以外，蛋白质也是骨头、血液、血管和皮肤等其他一切细胞与组织的基本成分。没有蛋白质，就没有生命。正常情况下，人体蛋白质的重量占体重的 16%~20%。如果体内蛋白质的比例低于正常

---

① 具体的营养指南请参考《中国居民膳食指南 2016》或咨询专业营养师意见。

范围，就属于营养不良。如果过高会出现什么情况？古往今来，还没有一个人的蛋白质比例太高。

人体内的蛋白质一共有10万多种，有坚硬的骨头，也有柔软的皮肤，但都是由20多种氨基酸组合而成的。其中有8种氨基酸人体无法合成，必须依靠食物补充。如果食物中缺乏其中一种氨基酸，轻者体质下降，重者危及生命。简单而言，蛋白质就像大楼的砖瓦，是建造和修复身体的基本原料。此外，蛋白质也能提供热量。

不少人都被一个谎言骗了很久，"运动前30分钟消耗糖，之后才开始消耗脂肪，最后再消耗蛋白质"。这个说法的逻辑本身就有问题，而且已经证明了关于糖和脂肪消耗的谬误。同样，关于蛋白质的说法也是错误的。真正的答案是，不管有没有运动，身体一直在分解蛋白质。一个很明显的事实就能证明这一点：人们都总会在厕所闻到一股明显的臭味，因为尿液中的尿素被细菌分解后产生刺鼻的氨气，而尿素就是蛋白质被分解代谢的产物。

再次重申，千万不要节食减肥，水果蔬菜餐真心不靠谱。因为水果蔬菜的主要成分是水、碳水化合物、维生素和矿物质，蛋白质含量非常低，只吃几种水果和蔬菜是远远不够的。需要吃非常、非常多种，而且这也不一定能保证满足身体对氨基酸的需求。所以吃斋的和尚也会在日常的饮食里加上豆子、豆腐之类的高蛋白食物。假如想尝试素食，一定要咨询专业营养师的意见。以前我的外婆就是因为吃斋念佛，身体越来越消瘦，抵抗力也越来越差，最后一病不起。

人运动的时候，蛋白质的分解速度的确会加快，但能量的主要来源仍然是肌糖原和脂肪。1克蛋白质产生的能量跟1克葡萄糖差不多，但蛋白质的再造并不像肌糖原和脂肪那么容易。众所周知，练肌肉并非一件容易的事情。如果把蛋白质用于提供能量，是大大的浪费。吃蛋白质的时候，应该注意一些原则。

（1）每餐都要吃蛋白质。

（2）蛋白质的量要足。世界卫生组织建议，普通健康成年人每天大约需要蛋白质 0.8 克 / 千克。吃太多有可能损害肾功能，美国卫生部门的建议是最高不超过 1.6 克 / 千克。如果运动量很大，就需要吃多一点。体重 60 千克的人，一天的蛋白质需要大概是 48~96 克。

（3）动、植物蛋白合理搭配。动、植物蛋白含有的氨基酸种类不同，搭配着吃更能满足身体需求。吃肉和蛋类的同时，也要吃一些大豆或花生之类的食物。

（4）不要只吃蛋白质。应该同时吃碳水化合物或脂肪类食物。如果食物的热量供应不足，蛋白质就会被浪费来提供热量。

经济适用男：碳水化合物

已知碳水化合物可以为人体提供热量，但除此之外它还有什么作用？每天又应该吃多少碳水化合物？对大多数人而言，碳水化合物是日常饮食中最主要也是最实惠的热量来源。因为碳水化合物的主要来源是植物性食品，如谷类、豆类及蔬菜水果等，另外就是红糖、白砂糖等食用糖类。毕竟，菜可比肉、蛋类和乳制品便宜多了。

因为害怕继续发胖，很可能会尽量少吃脂肪。为了满足身体的热量需求，不得不吃更多的碳水化合物。然而，以碳水化合物代替脂肪来减肥的做法是错误的。因为碳水化合物只有消化分解成葡萄糖、果糖[①] 和半乳糖[②] 才能被身体吸收，最终它们都会转化成血糖。一部分血糖会直接被身体利用，剩下的会储存在细胞里，如肌细胞的肌糖原。如果细胞也已经存满，那么多出来的血糖就会转化成脂肪。

因此，多吃碳水化合物也会发胖。另外，少吃碳水化合物也是不行的。毕竟，除了提供热量外，碳水化合物还有更多的功能。比如：

每个细胞都有碳水化合物。

低血糖会让大脑短路。

---

① 果糖，存在于蜂蜜、水果中，和葡萄糖结合构成日常食用的蔗糖。
② 半乳糖，哺乳动物的乳汁中乳糖的组成成分。

防止大量燃烧脂肪引起的酸中毒。

如果碳水化合物不足，身体就会消耗蛋白质来提供能量，导致肌肉生长减慢，或是口腔溃疡迟迟不见好等。

碳水化合物中的膳食纤维有促进消化、排清毒素和防治便秘的作用。

不同的碳水化合物对身体有不同的作用。既然如此，不仅需要控制碳水化合物的数量，选择吃哪些种类也十分重要。这对健康而言不可或缺，也能避免身体出现问题。那么哪种碳水化合物应该多吃，水果、蔬菜还是米饭？哪些又应该少吃，是饼干、蛋糕还是面条？

含有碳水化合物的食物种类实在太多了，无法一一说明，但基本的分类就能有所帮助。简单而言，碳水化合物有3种：糖类、淀粉和膳食纤维。膳食纤维无法被人体吸收，所以不能产生热量，然而它可以帮助消化食物和排泄废物，还能减少或减慢身体对热量的吸收。

3种碳水化合物都以糖单元作为基础，糖单元的数量和结构特点决定了身体如何消化它们。最简单的是糖类，葡萄糖、果糖和牛奶中的乳糖都属于这种碳水化合物，但一般主要通过提取糖和加工食品来获取糖类。淀粉的糖单元数量比较多，结构也比较复杂。与糖类相比，消化淀粉需要更多的步骤和热量，也就是说淀粉的食物热效应更大。最复杂的膳食纤维则是消化系统啃不动的硬骨头。谷物或谷物类加工食品都含有大量的淀粉，如大米和面包。膳食纤维在粗粮、豆类和一些蔬菜中的含量都比较高。

如果希望通过控制饮食来帮助减肥，可以尽量多吃富含淀粉和膳食纤维的食物。因为这种食物的消化速度比较慢，血糖水平也不会升得太快。另外，丰富的膳食纤维会让人不容易觉得饿，还能促进消化。如果有便秘的问题，不妨多吃一些。

科学家暂时还没发现膳食纤维有什么坏处，已知的问题就是放屁太多可能会让人有点困扰。还在等什么？赶紧上网搜索一下，吃起来吧。

脂肪：不可一日无油

脂肪①由甘油和脂肪酸结合而成，甘油分子比较简单，而脂肪酸的种类很多。不同食物中的脂肪酸种类和含量都不一样。脂肪酸可以简单分成两类：饱和脂肪酸和不饱和脂肪酸。除了鱼之外，动物脂肪多为饱和脂肪酸，如肥牛肉、奶油等；而植物脂肪多为不饱和脂肪酸，如花生油、瓜子等。如果是必须依靠食物才能获取的脂肪酸，就是人体的必需脂肪酸。日常食用的玉米油、豆油等植物油和核桃等坚果类食物都含有丰富的必需脂肪酸。

不过现在很多人都怕胖，说到脂肪就唯恐避之不及。他们怕身体的脂肪，也怕食物中的脂肪。其实，脂肪不只是人体的能量仓库，跟蛋白质一样也是生命的基础。首先，没有脂肪，就没有细胞。其次，胆固醇②是人体内多种激素和维生素的原料，人一刻都离不开这些激素和维生素。最后，脂肪还能防震，起到保护骨骼、肌肉和内脏的作用，并且帮助维持体温。边际效用递减，只有身体的脂肪太多时才会有害。因此，就算正在减肥也一定要吃脂肪。

食物中的脂肪除了能够提供热量外，还能美化食物的外观，用油烹调的食物色、香、味俱全，让人胃口大开。脂肪并非肥胖的罪魁祸首，食物的总热量超标才是。不过，要是脂肪吃得不好，也会危害健康。"好脂肪"有两个标准。

饱和脂肪酸含量不能过高。

反式脂肪酸③含量不能过高。

反式脂肪在食物中的应用已经十分广泛。为了健康着想，应该尽量少吃反式脂肪含量过高的食物，如蛋挞、沙拉酱、冰激凌、奶茶，以及各种煎炸食品等。而且反式脂肪经常以不同的名字出现，如氢化植物油、食用植物油和代可可脂等。

---

① 常温下液态的叫油，固态的叫脂。

② 胆固醇也是一种脂肪。

③ 反式脂肪酸，又名反式脂肪，被誉为"餐桌上的定时炸弹"，主要来源是部分氢化处理的植物油。过多摄入反式脂肪酸可使血液胆固醇增高，增加心血管疾病发生的风险。

　　很多人都以为炒菜少用油就能少吃一点脂肪，但其实很多食物都有脂肪。少吃或者不吃橄榄油、猪油这些看得见的脂肪并不难。但坚果和油炸食品中的隐形脂肪就不那么容易被发现了。这些隐形脂肪恰恰是人们经常吃多的。爱吃零食吗？那么，15 颗花生米或 30 颗瓜子差不多就有 10 克纯油脂。很多人明明三餐都吃得很清淡，却也发胖了，就是这个原因。

　　世界卫生组织建议，普通成年人可以有15% 的能量来自食物中的脂肪，育龄妇女中至少要占 20%。只要饱和脂肪酸不超过总能量的 10%，体重正常又经常运动的人可以有 35% 的能量来自脂肪，不爱运动的人则不能超过总能量的 30%。[1]

---

① 　世界卫生组织 . 膳食的合理制备 [R]. 北京：人民卫生出版社，2000.

第 13 章　不做身不由己的"吃货"

越是美味的食物，通常脂肪或糖的含量就越高。只要吃得不太多，就不会发胖，也不会对身体健康不利。然而，人们似乎十分喜欢这种食物，如蛋糕、冰激凌和油炸食品。必须承认美食十分吸引人，要抵抗它们的诱惑可真心不容易。而且，一旦吃了第一口，很可能就停不下来了。鱼与熊掌不可兼得——既要成功减肥，又要吃个不停，这是万万不可能的。

"管住嘴、迈开腿"，这是很多人一直都知道的减肥不二法门。要怎么管住嘴呢？相信大部分人还是把希望寄托在虚无缥缈的意志力之上。前面已经说过很多次，意志力不可靠，所以这种努力的失败也是理所当然的。

成功减肥当然离不开管住自己的嘴巴，吃多了自然就是拖后腿的事情。为了不让自己吃多，还得了解更多事情。一切都在细节之中。比如，自己为什么会吃多？是谁让自己吃多了？吃多的都是些什么？谁在阻止自己少吃？一旦开始回答这些问题，自然也有了解决办法，不用再依靠薄弱的意志力。

首先，要真正理解什么是"吃货"。我有很多朋友，他们经常自称为"吃货"。每次有人叫他们少吃一点的时候，就会拿自己是吃货当理由。比如，以前的同事欧阳就会说，"你们完全不理解一个吃货的幸福！"网上有个段子说，"吃很多还不胖的叫吃货，吃一点就发胖的只能叫饭桶"。如此说来，我就是一个不折不扣的大吃货：从小饭量就很大，有家里最浪费粮食，吃得最多又很瘦；现在吃牛肉火锅，一个人就能吃至少一大盘牛肉。我就是胖子们羡慕嫉妒恨的那种人，但又有谁知道一直都骨瘦如柴的苦恼？

其实，我并非"吃货"。

谁才是吃货

在我看来，吃货是另一种人。他们无处不在——在家里、办公室和餐桌上——让你再吃一碗饭，尝尝昨天她做的蛋糕，要你把剩下的薯条吃掉……他们就是那些在你控制饮食时诱惑你破戒，或是逼你吃饱之后还要将桌子上的菜都吃完的人。他们可能是父母、亲戚、朋友、同学、同事甚至是客户，然而他们并不像哈比人 ① 一样好认。有时，可能自己就是那个大吃货。为了减肥大计，不管他们是谁，如果想早点遇见那个美好的自己，就得干掉那些吃货。

吃货们很善于伪装，他们也常常出其不意地出现在人们身旁。假如现在超级饿，同事递过来的蛋糕，就好像电影《食神》中星爷做的黯然叉烧饭一样勾动你的心，谁都很难拒绝。即使意识到了不对劲，知道不该放弃自己的饮食计划。又如很久才回一趟家，爸妈为你准备了丰盛的晚餐，只夹两口菜的话会让他们伤心的。再如因顾及同事、朋友和邻居的面子，当他们请你品尝刚做的奶油蛋糕时，也许就不会拒绝。

戳穿那些年吃货们说过的谎言

并不是说他们有意欺骗你。每个人都有自己的生活哲学及价值观。他们有自己的一套逻辑，但你可以不必遵守。所做的任何事情，都应该有利于实现目标。如果是被逼才吃下那些东西的话，不仅会有负罪感，还会离目标越来越远。有时候，吃货们说的也对，只是不适合正在减肥的你。更多时候，他们只是习惯那么说罢了，而你却把它当真了。

这么多年来，我见识过无数的吃货。如果能识破他们的谎言，就不用吃掉那些不想吃的东西，也不用拼命运动来消耗那些卡路里。那些年，吃货们最常见的谎言有以下几个。

---

① 哈比人，或称霍比特人（Hobbits），是在托尔金（J. R. R. Tolkien）的奇幻小说中出现的一种民族，特色是体形娇小，但并非矮人或侏儒。

1）不要浪费，把它吃完

大家可能经常听到父母或爷爷奶奶这么说。这种节约情结来源于他们那个年代的饥荒记忆，因为食物实在太少，能吃多少就吃多少。"谁知盘中餐，粒粒皆辛苦。"小时候我把饭粒掉在了地上，都会在奶奶的督促下捡起来吃掉。

现在这一辈的生活条件已经完全不同了。爷爷奶奶那个年代的年轻人几乎都很清瘦，现在却是胖子更多。他们似乎也不知道，吃得太多反而是坏事。此时应该说不吃了，很饱，再吃就吐了。如果他们真的觉得很浪费，就不应该总是准备太多的食物。这种长久以来的逆来顺受已经让他们形成了习惯：你一定会乖乖把剩下的都吃完。

2）不吃就不是朋友

相信很多人在酒桌上都听到过这句话，"不喝就不够意思！"以前念大学的时候，死党小东在逼我喝酒时就这么说。尽管一直都在拒绝，但其实大家的感情也还是没变。这只是他们达到目的的一种策略而已，跟一哭二闹三上吊一个道理。吃也是一样，有人听说过谁和谁因为不吃某个东西而闹僵吗？每个人都有自己的选择，听从了别人的，就委屈了自己。懂得说不，非常重要。如果顾及朋友的面子，那就找个好听的理由，比如，正在拉肚子或是医生嘱咐不能吃太多之类的。

3）这个真的很好吃，尝一个吧

自己与闺蜜的口味可能不一样，所以不一定会真的觉得好吃。但她们说出这句话之后，尤其蛋糕看起来真的十分美味或者其他人吃了都赞不绝口的时候，欲望就被挑起来了——到底有多好吃啊？！或许已经很久没吃过好吃的了，所以极有可能忍耐不住。这个时候，建议掐一掐肚子上的肥肉，让自己清醒一点。希望这样做能阻止自己把手伸出去。有些控制饮食的人就像是牢笼里的困兽，一发不可收拾：尝了一个，就会有第二个、第三个……

4）难得吃一次日本料理

是啊，来都来了，吃得少一点就没什么意思了。反正都只是吃一次，不会对减肥计划造成多大的影响。其实，这么说只不过是想让自己面子上好过一点。事实是肚里的馋虫又发作了，但又不想承认这个事实。的确很久没有吃过日本料理了，这是事实。等着瞧吧。下一次，肯定还会再说难得吃一次韩国料理的。

5）你喜欢吃，多吃一点

去朋友家做客，阿姨做的菜真心很好吃。虽然吃得津津有味，不过考虑到减肥大计不得不停下筷子。中国人就是好客，阿姨以为你是不好意思，所以开始不断给你夹菜。这种场面很尴尬，已经夹进碗里的菜怎么好意思不吃呢？如果很善解人意地点头致谢，可能嘴里的还没吃完，碗就应该被装满了。除非很明确地说够了或是放下筷子站起来，否则还得吃上好一阵子。

6）我发誓，这是最后一次大餐

真正有决心的人，不必发誓，只需真正行动起来。如果发的誓稍微具体一点，比如再吃就罚跑步 2000 米，可能还稍微可信一些。有些人还会发毒誓，比如天打雷劈之类的。但想一想，哪个负心汉当初不是信誓旦旦？哪个买买买的没说过要剁手？

7）我千辛万苦进化到了食物链顶端，就是为了吃肉

大自然的生存法则是弱肉强食，没错。不过，人站在了食物链顶端的说法可不对。斗兽棋中，大象赢老虎，老虎赢猫，猫赢老鼠，老鼠赢大象。食物链是一个循环。有一句话说得很对："吃饭是为了活着，但活着不是为了吃饭。"当因吃了太多的肉而发胖，得高血压、糖尿病的时候，可就说不出这种话了。

8）你吃吧，我吃不下了

假如和女朋友点了两份肯德基套餐，你把自己那份吃完了，刚刚好，但女朋友吃不完或者她想减肥，就让你把剩下的薯条吃完。如果拒绝，她可能会生气。不管是为了避免一场风暴还是表示对她的爱，只好默默承受这一切。

9）我就只吃一个

这是山雨欲来的前兆。无论是拿起很久没吃的巧克力告诉自己时，还是让男朋友给自己买一个冰激凌时，这都是彻头彻尾的谎言。将至少吃上两个，而这还

是最保守的估计。毕竟，真正只吃一个的人，是不需要强调数量的。

10）不吃饱，哪有力气减肥

这可能是对的，但每个人对吃饱的理解都不同。对我而言，吃饱就是正常地消除饥饿感，不需要吃到很饱，也不需要美味的食物。在有些人眼里，吃饱意味着很多很多的肉，要吃美味的东西，要吃到肚子都涨起来。

11）你太瘦了，多吃一点

这句话我从小就听到耳朵长茧了。暂且不说瘦的人很难吃胖，即使吃不胖，吃太多也会对身体造成负担。就算真的不瘦，父母也会这么说。所以要理解，父母辈的人对时尚和健康的认识都和你不一样，甚至以胖为美，认为胖一点有福气。父母让自己多吃一点也是爱的体现，很难直接违逆他们这种爱。

12）做一个吃货是一件幸福的事情

这句话更像是愿望而不是事实。真是这样的话，猪应该是世界上最幸福的动物。但大家都知道，猪吃胖之后的下场是什么。就算是那些大吃特吃而不发胖的人，最终也会尝到暴饮暴食的苦果。

13）人活着的意义就是吃啊，不吃太对不起自己了

这像是哲学家说的话，听起来还真的有那么一些哲理。可是那些说"人活着的意义就是睡觉啊，不睡太对不起自己了"的人该怎么办？虚伪地拔高自己的行为，并不能掩饰错误。当然，也掩盖不了凸起的肚腩。

14）能吃是福，多多益善

能够吃到美食是一种快乐，这确实没错。但是，吃得越多，嘴巴也就越挑剔。慢慢的，就很难再吃到美味了。饱汉不知饿汉饥，有些人根本就无法体会饥饿时最简单的食物也是人间美味的感受。

每个吃货都有说谎的理由

吃货们的谎言实在太多，没办法一一剖析。不过，本书总结了他们为何会说谎的四大理由。

1）吃货从美食中寻找快乐

为了减肥，不得不控制饮食。蛋糕、巧克力或者汉堡，这些都是自己喜欢吃的。然而它们都是高热量的食物，不得不暂时忍住。或许会觉得有些痛苦。吃货们一直在分享自己吃过的美食，微信朋友圈都是食物、食物、食物。不仅如此，他们还在你的面前吃着那些你不能吃的东西，并且露出心满意足的幸福表情。于是不禁开始怀疑，自己这么辛苦值得吗？

2）吃货不知道你的苦恼

他们看不到你因为臃肿的身材而被人嫌弃，不知道你正苦于穿不下几个月前刚买的裙子，更想象不到你受人排挤的委屈。他们觉得，胖子既可爱又快乐。如果吃货是一个对自己而言很重要的人，那么就告诉他们实话：你很苦恼，而且也想要正常的身材。

3）吃货高估了自己

吃货总是吃得太多。即使是运动员，每天也不需要吃这么多。吃货不一定会变胖，但可能身体内部已经积聚了大量脂肪。看不见的脂肪危害比外表的肥胖还要可怕。吃下越多身体不需要的食物，生病的概率就越大。

4）吃货的目标跟你不一样

有的人就是喜欢吃，道理他们都懂，但还是选择及时行乐。道不同不相为谋，可以选择不跟他们一起吃。请记得，自己的目标是让身材变好。

远离吃货，提防美食

吃货们是成功减肥最大的阻碍之一，所以最好离他们远一点。不过，很难做到这一点。如果爸妈希望自己多吃一点，那么就必须为少吃找到合理的说辞。如果有一个嗜吃如命的闺蜜，可能就会时不时受到美食的诱惑。虽然没办法改变他们，但也有办法应付。当难以忍受对美食的欲望时，下面的办法也会有所帮助。

1）弄清楚为什么要吃

很多时候，事实跟听到的并不一样。如果很能吃，或许就会被当成解决剩饭剩菜的回收站。有些人并不想看到你减肥成功，希望你还是现在这个胖乎乎的样子。可能你的决心让别人无地自容，男友可能怕你变美之后被人抢走。那个经常和你分享零食的同事，也许是因为不好意思自己一个人吃。如果能够理解父母的心，就会明白这也是一种爱，同时也有其他办法回应他们的爱而不是勉强自己。

2）跟着计划走

最好提前做好饮食计划，每一天吃什么、吃多少，心里都有数。如果已经决定减肥成功之前，不再吃任何大餐，那么大可以拒绝朋友的任何聚餐邀请。即使是不得不赴约的场合，也能够坚持自己的原则。如果大家都一直叫你吃，是会坚持自己的计划，还是会委屈自己呢？如果选择后者，面子会比较好过，但之后会更辛苦。

3）承认自己的自制力很差

很多人高估了自己的自制力，以为只要想停就能够停下来。可惜，往往事与愿违。如果一开始就承认这个事实，就不太可能去吃计划之外的东西，因为已经想象到后果有多严重。做最坏的打算意味着能看清事实而不是依赖于虚无缥缈的意志力。如果自制力靠得住，也不会落得今天的下场。

4）不要给任何机会

如果陌生人请你吃东西，出于安全考虑肯定会拒绝。吃货递给你的饼干，明明知道对身体不好，也必须拒绝。如果朋友邀请你吃大餐，请果断拒绝他。如果是母亲想让你再喝一碗汤，就赶紧把碗端进厨房。不管他们是谁，都不能给一点机会。说"不"的次数多了，他们就会逐渐习惯。

5）化敌为友

吃货们之所以干扰你的饮食计划，通常都因为他们不了解你这么做的理由。要动之以情，将发生在自己身上的各种悲剧添油加醋，有多惨就说多惨，加上一把鼻涕一把泪就更好了。还要把减肥目标告诉他们，表达希望有一个好身材的愿望。就算他们再怎么理性，也很难招架这种感情攻势。而且，还可以让他们监督自己的饮食计划。如果忍不住破戒，他们就可以及时出面制止。

　　控制饮食是一件非常不容易的事。如果有足够的肌肉和运动量，完全可以不用严格控制饮食。当把肌肉练出来之后，同时保持运动习惯，就可以开开心心地吃大餐了。不过，在实现目标之前，暂时的忍耐是一定要的。

第 14 章　健康饮食原则：世界卫生组织的建议

现在的生活好了，很多人每天都喜欢吃大鱼大肉。在城市里，大部分人的工作就是对着计算机，体力活动很少，吃的也几乎都是快餐。这些食物不仅热量很高，还有大量的饱和脂肪酸和反式脂肪酸。

很多人从小就喜欢吃糖，咸味的食品也很有市场。餐馆和食品加工商为了提升食品的吸引力，大量地添加游离糖①和盐。与此同时，很多人养成偏食、挑食的习惯，少吃甚至不吃水果和蔬菜，富含膳食纤维的粗粮也很少吃。

世界卫生组织的研究指出，不健康的饮食和缺乏身体活动是全球主要的健康风险。这种风险包括营养不良，以及糖尿病、心脏病、中风和癌症等疾病。如果不想过不健康的生活，必须坚持健康的饮食方式。如果已经发胖或是有其他健康问题，及早开始健康饮食能够阻止事情变得更糟糕。这也是让情况变好的关键的第一步。

基本原则：没有四海皆准的食谱

实际上，并没有适合所有人的健康食谱。因为需要吃什么跟年龄、性别、生活方式和身体活动程度都有关系。年轻人自然比老年人吃得多。男性和女性的体质不同，所以吃的也有一点不同。如果所做的工作主要是体力劳动，那么吃很多高热量的食物也没有问题。经常健身的人，每天需要补充的蛋白质就会比一般人多。

另外，每个地方的饮食文化都不一样，可以吃到的东西也不一样。比如我家

①　游离糖是指加工食品中的白糖、果糖、葡萄糖和乳糖，还包括蜂蜜、果汁、糖浆及果酱中的糖。

住在海边，小时候每天都可以吃很多鱼。尽管如此，健康饮食的基本原则仍然没变。根据 WHO 的建议，有益健康的饮食规则如下。

·水果、蔬菜、豆类（如扁豆和豆荚等）、坚果和未加工的谷物（玉米、小米、燕麦、大麦和糙米等）。

·每天应该至少吃 400 克水果和蔬菜。[①]

·热量的摄入和消耗应该保持平衡。

·游离糖提供的能量应该低于总能量的 10%，低于 5% 会更好。

·脂肪提供的能量应该低于总能量的 30% 以下，以免发胖。不饱和脂肪酸（来自鱼、坚果、葵花油、菜籽油和橄榄油等）比饱和脂肪酸（来自肥肉、黄油、奶油、奶酪、酥油和猪油等）更好。

·工业制作的反式脂肪对健康无益，能不吃就不吃。

·每天吃的盐应该少于 5 克，有助于预防高血压并降低心脏病和中风风险。

吃得更健康的技巧

1）水果和蔬菜

每天至少吃 400 克水果和蔬菜有助于确保摄入足量的膳食纤维。为了可以吃到更多的水果和蔬菜，可以采取以下办法。

·每餐都有蔬菜。

·把新鲜水果和生蔬菜当成零食。

·食用当季的新鲜水果和蔬菜。

·变换水果和蔬菜的种类。

2）脂肪

以下方法可以减少脂肪摄入量。

·改变烹调方式：剔除肥肉；用植物油（而不是动物油）；蒸煮或烘焙，而

[①]　5 份，欧美习惯用份数来计量，每份大约 80 克。不包括土豆、山药等淀粉类根茎蔬菜。蔬果汁也不算，因为其中的膳食纤维已经被破坏了。

不是煎炒。

· 避免吃含有反式脂肪的加工食品。

· 少吃含有大量饱和脂肪酸的食物（如奶酪、冰激凌和肥肉）。

3）盐、钠和钾

人们往往不知道自己吃了多少盐。盐大多来自加工食品（如腊肉、火腿、香肠、奶酪和咸味小吃等），或经常吃很多的食物（如面包）。有些人还会在煮饭时或在餐桌上给食物中加盐。大多数人摄入过多的钠，而钾的摄入量不足。盐摄入量超标加上钾摄入量不足会导致高血压，进而加剧心脏病和中风的风险。可以通过以下方法减少盐的摄入量。

· 在准备食物时不加盐、酱油或鱼露。

· 不在饭桌上放盐。

· 少吃咸味零食。

· 选择钠含量较低的食品。

· 检查食物标签上标注的钠含量不失为明智之举。

· 食用更多的水果和蔬菜以增加钾的摄入量，减少钠摄入量过高对血压的不良影响。

4）游离糖

人的一生都应该减少游离糖的摄入量。食用游离糖会加剧蛀牙的风险。从含有大量游离糖的食物和饮料中摄取多余的热量还会导致超重与肥胖。可以通过以下方法减少糖的摄入量。

· 少吃含糖量高的食品，比如，甜腻的零食和糖果，以及少喝含糖饮料。

· 用新鲜水果和生蔬菜代替含糖零食。

即使是世界卫生组织这种权威机构，也没有办法给出明确的健康或减肥食谱。只要依照这些原则来吃，就能够有效避免肥胖和其他健康问题。如果认识专业的营养师，可以请他们提供意见。

第 15 章　关于减肥的所有重要事实

2016 年 3 月，知名医学杂志《柳叶刀》发表了一份全球成年人体重调查报告，结果令人震惊：世界上的胖子已经比瘦子还多了。科学家在 1975—2014 年持续跟踪 1920 万名成年人，发现男性发胖率从 3.2% 升至 10.8%，而女性肥胖率从 6.4% 升至 14.9%。按照这个速度发展下去，到了 2025 年，每 5 个成年人中就会有 1 个胖子。

而且，中国又有了另一个世界第一：胖子数量第一。中国 2014 年时已经有 4320 万肥胖男性和 4640 万肥胖女性，分别占全球的 16.3% 和 12.4%。美国则以 4170 万肥胖男性和 4610 万肥胖女性屈居第二。

我自己的感受也是这样：10 年前，大多数同学都还很苗条，大学毕业之后，很多同学就开始发胖了。肥胖的坏处自然不必多说，光是身材走样就已经让人十分苦恼。对每一个发胖的人而言，尤其是女士，如何减肥，最好是快速减肥，已经成为她们朝思暮想的事情。

一劳永逸的减肥食谱和产品，或是轻松简单的减肥办法，是每一个胖子都心心念念的事情。这是人类的天性，但有些关于减肥的内容实在太过离谱。想提醒大家的是，如果真有这么容易的事情，胖子的数量又怎么会超过瘦子呢？谁能发现这种方法，一定是全人类的英雄——他将比爱因斯坦还要伟大。

实际上，行之有效的减肥方法其实很简单，无非是保持运动习惯和控制饮食。如果运用本书中的办法，长期坚持做下去，效果一定很好，并且也不会反弹。前面并没有专门讨论过减肥，所以本章将我对减肥的认识归纳成一些要点。如果了解这些事实，那么减肥就会比想象的更容易。

你的甲状腺功能还正常吗

也许你还记得生物课学过的甲状腺激素。这是对新陈代谢十分重要的一种激素。为什么平时吃的盐要加碘呢？就是因为甲状腺激素的合成离不开碘。

在正常情况下，甲状腺激素的主要作用是促进蛋白质合成。另外，它也会促进糖、脂肪及蛋白质的分解，增加人体的产热量。然而，如果甲状腺激素分泌过多，反而使蛋白质过度分解，让人消瘦无力。这种情况称为甲状腺功能亢进（即"甲亢"），它会不正常地提高基础代谢率。我曾一度以为自己太瘦的原因就是得了甲亢。减肥的人或许很喜欢甲亢，但甲亢是一种病，不及时治疗的后果很严重——可能会得甲亢性心脏病。

减肥人士更应该注意甲状腺功能减退（即"甲减"），它的起因是甲状腺激素分泌的非正常减少。得了甲减的人基础代谢率比正常人低，这是很多人越来越胖的重要原因之一。我是看了韩剧 *Oh My Venus* 之后才知道甲减的：发胖的女主角姜珠恩拼了命运动，饮食也控制得很好，体重却一直不降反增。

冬天每个人都怕冷，但如果反应有点过度，就要当心是不是得了甲减。请注意其他可疑的迹象：如果总是感到疲倦和昏昏欲睡，并且发现全身肌肉疼痛、四肢乏力，或者全身莫名其妙的浮肿，或是眉毛和睫毛脱落，或者食欲变差、便秘等，还有异常的体重增加，这些都是甲减的典型症状。通常的减肥方法，如控制饮食、增加运动量等，对这种发胖都束手无策。

甲减的症状很多，早期很容易被漏诊或误诊。例如，因情绪异常、月经不调被误诊为"更年期综合征"；体重增加被认为是中年发福……同时，甲减这种病也十分常见，尤其是中年人。根据数据，中国的甲减患病率高达 6.5%，平均 15个人就有 1 个人是甲减患者。[①] 如果怀疑自己可能就在其中，那么就应该去医院进行血液检查，测量甲状腺激素水平。说不定就能找到自己发胖的真正原因。

---

① 数据来源：2010 年中华医学会内分泌学分会《中国十城市甲状腺病流行病学调查》。

关于减肥食谱

只要上网搜索一下"减肥食谱""减肥办法"或"减肥产品"，就知道有多少人在寻找这盏神奇的阿拉丁神灯。"1 周快速减肥食谱 7 天瘦 3 公斤""轻松减肥不得不吃的 8 种蔬菜"及"减肥产品！胖子的福音！瘦就是这么简单！"诸如此类的标题实在令人心动，但很抱歉也会让人大失所望。这种所谓快速、轻松的减肥食谱、产品或办法，一个都没用，真的。甚至不用浪费时间去证明这一点。如果真正想开始踏出减肥的第一步，就应该放弃这种幻想。

很多人也常常认为，一定存在一种神奇的食物，吃了它们就可以很容易地减肥或者保持减肥效果。在一些人眼里，这种食物是水果，而有些人则青睐各种蔬菜。还有很多种减肥食谱或者方法，如低脂少油饮食、低碳水化合物饮食、地中海饮食，以及名字不同但却差不多的食谱。这是不可理喻的迷信：某种食物或饮食是独一无二的（如沙拉、芹菜或素食），能够对身体产生不一样的作用。

按照这些减肥食谱来吃，并不会造成营养不良，但它们并不能起到减肥的作用，因为关键不在于吃的是什么，而在于热量平衡和营养均衡，减少碳水化合物或者多吃蛋白质都没问题。如果清醒一点，就会意识到：任何食物进到肚子里，不过都是蛋白质、碳水化合物和脂肪、维生素、矿物质这些营养素。

如果一直都遵循世界卫生组织的健康饮食原则，不管吃什么都能帮助减肥。不过，很少人能做到这一点。这不仅因为人们享受美食，人们往往还渴望美食，欲望总是会战胜理智。如果正在吃含有大量脂肪和糖的食物，如冰激凌、巧克力或者蛋糕，那很可能会吃到饱为止。

忍耐对美食的欲望会消耗精力，意志力也会越来越薄弱。如果喜欢吃甜点，那么吃一块蛋糕试试，很可能就控制不住自己。那些油炸食品和可乐，也会勾起人吃东西的欲望。只有吃一些富含膳食纤维的食品，如蔬菜、粗粮等，才能帮助控制食欲。

减肥更多是一个心理学问题。所以在吃这件事情上，真正的关键是：不要让食物控制你！本书能给出的最好建议就是——如果觉得什么东西好吃，那么就不要吃它。

卡路里就是卡路里

垃圾食品经常躺枪。人们经常把发胖的原因归咎于吃了汉堡包、方便面和薯片这些垃圾食品。很多人都以为，只要少吃或者不吃垃圾食品，就能瘦下来。很遗憾，这并不可能。况且，所谓的垃圾食品并非垃圾。"垃圾只是放错了地方的资源。"是的，假如把方便面和汉堡包给非洲的饥饿儿童吃，难道不能解决他们营养不良的大问题吗？之所以发胖，不是因为吃了垃圾食品，而是吃太多了。

朋友们都以为我从来不吃垃圾食品。2013 年工作太忙的时候，我大概连续吃了 1 个月肯德基，每天三餐。同学小武说热量太高，劝我别这么吃，但我一点也没有发胖。关键在于，我没有吃任何其他东西。只要控制每天摄入的热量不超过消耗的热量，就不会发胖。我的经历足以证明这一点。

无论是脂肪、碳水化合物还是蛋白质，对身体而言，它们都是卡路里。健康食品吃多了，一样会让体重增加。某些健康食品，如核桃、开心果和杏仁等，但很多人都不知道它们也含有丰富的脂肪。如果像我一样吃垃圾食品，根本不会有什么问题。当然，从健康的角度讲，吃水果和蔬菜更好。

然而，并非吃什么不重要。除了卡路里之外，还需要考虑食物的营养。垃圾食品之所以被大家指责，就是因为营养不均衡、热量高。通常垃圾食品都有丰富的饱和脂肪酸、反式脂肪酸，以及大量的盐和游离糖，却缺乏足够的膳食纤维。换句话说，比起健康食品，垃圾食品的能量密度①更高，而营养价值更低。

蔬菜和水果的能量密度低，但营养价值高，同时也含有大量的膳食纤维和水分。问题在于，没人会吃太多蔬菜和水果，因为很快就吃饱了。相反，含有大量

---

① 食品的能量密度是指每克食物所能提供的热量。食品的能量密度与水分和脂肪含量密切相关。水分含量高则能量密度低，脂肪含量高则能量密度高。

脂肪和糖的食物，消化得很快，会更容易饿。尽管今天的热量已经足够了，但还是会吃多。

因此，吃的食物种类很重要。如果以能量密度低、营养价值高的食品为主，不仅比较不容易饿，热量也不高。这正是减肥所需要的，因为不足的热量需要燃烧身体的脂肪来代替。建议你每天可以有10%的热量靠消耗身体的脂肪来补充，这是一个身体可以接受的范围。

接下来就开始升级自己的食谱，很容易就能找到那些含糖量低又富含膳食纤维的食品，如燕麦、茄子和金针菇等。另外，含有优质蛋白、脂肪很少的食物也很常见，如鱼和虾等海产品。

七分吃，三分练

很多人都把运动当成减肥的头等大事。如果向别人咨询如何保持好身材，得到的答案往往是多运动。因为大家很自然地认为，发胖是由于缺乏运动。运动当然是减肥中十分重要的一环，但健康的饮食才是关键。任何人都无法避免不良饮食习惯带来的坏处。即使是体重正常且经常运动的人，如果他们喜欢吃高热量、高脂肪、高糖的食物，也很可能得各种慢性病，包括高血压、高血脂、脂肪肝及糖尿病等通常被认为只跟肥胖有关的病。

很多文章的减肥建议都说多锻炼是关键，如走路而不是坐车上班更有助于减肥。如果正在减肥，那么第一件大事就应该是减少热量的摄入，尤其应该少吃游离糖。因为游离糖会迅速让血糖升高，多余的热量会很快变成身上的脂肪。仅仅依靠运动还不足以让人减肥成功。如果要消耗100千卡的热量，一个体重60公斤的人差不多需要散步1个小时。不过，要是不喝那罐可乐的话，就不必如此辛苦。就是这么简单。忍住口腹之欲往往也比大汗淋漓的运动更加轻松。当然，在控制饮食的同时还能够坚持运动，效果会更好。

假如只运动而不控制饮食，减肥效果常常都不会太好。在运动之后，往往会觉得很饿，而且食欲也更好。如果刚刚跑了几公里，消耗的热量可能只有

200 千卡。回到家时已经饿得不行，于是吃了块蛋糕、喝了瓶可乐……那么不仅白白运动了，而且还会变得更胖。很多人埋怨运动之后反而变胖，往往都是这个原因。

另外，运动之后通常都会比较累，可能会睡一个大觉，或是待在家里看电视剧，这样那天消耗的热量可能比没运动的时候还少。为了避免这种情况，应该在锻炼之中留有余地。

无论运动量有多少，减肥最有效的方式就是控制热量摄入，以及少吃糖类食品。

坚持运动就不用放弃美食

既然控制饮食比运动的效果更好，那不运动也可以吗？有些人不喜欢运动，也不想太辛苦，就算减肥的速度慢一点也没关系。

如果想要穿衣显瘦、脱衣有肉的好身材，那很抱歉，不运动根本不可能实现。不仅如此，运动之后长出来的肌肉会让燃烧脂肪的效率更高。

另一方面，运动不仅燃烧了脂肪，也可以让人不用那么辛苦地克制对美食的欲望。经常运动的人都很少发胖，每次吃大餐也不用顾虑。如果对自己要求太严苛，控制饮食的计划很可能提前结束。如果有运动习惯，偶尔还是可以吃一点高脂肪、高糖的垃圾食品。为减肥做出的牺牲越小，就越容易坚持下去。

运动没有想象中那么辛苦，减肥也并非只有跑步或者去健身房这几种选择。我的膝盖有伤，已经不能跑步好几年了。我也讨厌去健身房，但买了瑜伽垫、健腹轮和单杠这些适合在家里用的器械，还有单车。在家里，可以在看电视的时候就动起来。周末，也可以骑着单车出去户外呼吸新鲜空气，换一种心情。

慢慢来，会比较快

也许有人会问，谁说那些减肥食谱没有效？！身边的朋友就是最好的例子，他正是按照那个食谱一周瘦了 5 公斤。

然后呢？他的身体健康有出现问题吗？之后有反弹吗？

抛开健康问题不说，他的体重很可能会反弹，而且比之前还要重。因为那些流行的减肥食谱必定是盲目的节食，不然不可能这么快见效。因为这会触发身体的生存模式，改变新陈代谢。因此，忘掉那些快速的减肥计划，慢慢地改变生活方式，新陈代谢就能够逐步恢复正常，身材也不会反弹。

此外，有些人可能永远都比其他人更难减肥。如果曾经胖过，减肥之后，或许还残留着影响。身体如此神奇，发生什么事情都有可能。就像只是擦破皮这点小伤，也可能会留下永久的疤痕，即使很难看出来。但这就是现实，每个人都有不如意的地方。如果能接受这一点，当发现自己必须比别人付出更多努力时，才不会觉得沮丧。

即使减肥成功了，也希望能继续保持健康的饮食和运动习惯。

减肥不是一件令人愉快的事情。不过当情况变好之后，就会爱上这个过程。现在，我就经常跟朋友们说自己以前有多么瘦弱。"富二代"的财富并不值得炫耀，而一个白手起家的企业家，每个人都会尊敬他。

第 16 章 "瘦皮猴"也有春天

减肥食谱满天飞，减肥方法也很多，但很少人关注过瘦子。曾经在某问答网站看到，虽然关于如何增肥或增重的问题非常多，却几乎没有人回答。偶尔有人回答了，也是多吃几顿，多吃垃圾食品之类的答案。

对瘦子而言，光靠吃无法实现增重的目标。所以，要给大家分享自己增重的时候到底是怎么吃的。这些经验对减肥的人同样有借鉴意义，因为我增的都是肌肉。瘦子和胖子的差别只要记住一点就可以了：

瘦子不需要控制热量的摄入；而胖子需要控制热量的摄入。

唤醒沉睡的肌肉

瘦子想增肥非常困难，甚至比减肥还困难。单纯调整饮食并不能改变瘦子的身材和增加体重，必须得加上运动。除此以外，还得吃得好。我以前只知道肌肉是由蛋白质构成的。所以，吃的重点就是蛋白质，如牛奶、鸡蛋、肉和豆制品都是很好的蛋白质来源。

蛋白质是身体的砖头，但修房子还需要水泥、钢筋等。所以，也需要摄入维生素和微量元素，各种水果蔬菜都必不可少。此外，也需要补充足够的能量。运动消耗了多少热量，就需要补充多少热量。

现在看来，当年的吃法并不是很科学。不过确实很有效，我的肌肉质量也很高。估计那时的体脂率应该只有 12% 左右。道理说完，下面开始讲故事。

2005 年，我 18 岁，身高 174 厘米，体重只有 50 公斤左右。我就是一个弱不禁风的小男子，更别提什么气质了。我就是从这么差的基础开始的。

2009 年大学快毕业时，我的身高 177 厘米，体重已经超过 60 公斤，脸蛋圆润了，气色也好了。在这几年间，我只做了两件事情。

最初，从增强体力的跑步开始，每天都跑。从 500 米、1000 米到 2000 米，再到跑完 4000 米的内环路。再之后，自身的体力又可以跑完 2 圈内环路，跑得也更快了。我的经验证明了"增肌不能做有氧运动"的说法是错误的。一年之后，体重变成了 55 公斤。

有了一定体力基础之后，开始在宿舍里做俯卧撑：从 5 个一组到 10 个一组，再到 20 个一组。就这样，慢慢地把胸肌、背肌和手臂肌肉都练出来了。

那时伙食费开销很大，因为每天除了三餐之外还要吃一整袋吐司、喝两瓶纯牛奶。每天的早餐都是一大碗豆浆、两个鸡蛋、四个肉包子。午餐经常都吃鸡扒饭，有时候还会加一块猪扒（每块扒大概有 200 克）；晚餐一般吃的跟午餐差不多；普通男生米饭都吃 0.5~1.0 元的量，而我会吃到 1.5~2.0 元。此外，每天也会吃上两三根香蕉。

健康饮食 + 运动习惯，缺一不可

我就是那些想增重的瘦子们的绝佳榜样。胖子们也能了解到这些改变都是运动和饮食的功劳。不过最重要的是想告诉每一个人：像我这么差的基础，都有今天这样的成果，没有理由你不行。不是因为没有人教才做不到，说白了，就是对自己的目标还不够渴望。如果有必须实现的目标，就一定会找到各种方法。

第4部分

运动的快乐（和轻微的痛苦）

很多人把运动当成是一件苦差事，但爱因斯坦说，"我生平喜欢步行，运动给我带来了无穷的乐趣"。实际上，运动不仅能帮助人减肥及打造美好的身材，更有益于大脑和心理健康。如果你只懂得吃的技巧而不喜欢运动，那么成功变身的过程就会更加漫长。因为运动除了塑造身体之外，还将改变人们的思想。爱上运动的人，生活也会更加精彩。

另外，本书一直都在强调行动的重要性。而运动就是所能做的最好的行动。这部分不仅将介绍运动科学领域的权威研究成果，也分享了我10年来的运动经验和心得。还为大家准备了一些在家也可以做的训练动作和计划作为参考。总之，通过学习本部分知识将会发现，运动是生命中最美好的事情之一。

第 17 章　四肢很发达，头脑不简单

现在，请在网上搜索关键字"加拿大运动公益广告"，看一下这个广告。人生的最后 10 年，想如何度过？是跑在路上还是躺在床上？是骑着单车还是坐着轮椅？是见到亲人的欢笑还是愁容？选择第一种生活或者第二种生活，这取决于现在的自己。

第一次看到这个广告时，真的十分感动。人们常说，生命在于运动。相信每个人都知道运动对身体有益，可以让人活得更好、活得更久、活得更健康。可是，运动带给人们的好处仅仅只有这样吗？

多年的亲身经历告诉我，运动除了让身材变好外，也让人变得积极开朗，对未来也更有信心。除此以外，所知道的也只有这么多了。直到读了《让大脑自由》[1]这本有趣的书，才明白"越运动，大脑越聪明！"这个道理。驴友真的比宅男更加聪明，大块头真的有大智慧。

于是，开始关注运动和大脑、心理之间的关系。某一天，亚马逊推荐了《运动改造大脑》一书，这正是我一直在寻找的答案。这本书是哈佛大学约翰·瑞迪教授[2]的著作，介绍了 20 多年来大脑与运动关系的科学研究成果。瑞迪教授在书里把运动是如何对身体和大脑发挥有益影响的过程都讲得一清二楚，让人受益匪浅。

---

[1]　作者约翰·梅迪纳，他是研究人脑发展基因及精神病遗传学问题的发展分子生物学家，兼任华盛顿大学医学院和西雅图太平洋大学双聘教员，是西雅图太平洋大学应用学习研究脑中心的主任。

[2]　哈佛大学医学院临床副教授，临床精神病医生、跨学科研究专家、畅销书作者，国际公认的神经精神医学领域专家。1997 年荣获美国最佳医生奖。《运动改造大脑》一书的出版奠定了瑞迪教授在大脑 – 运动关系领域的领袖地位。

极力推荐大家认真看看这本书，这样就可以切实地了解到所跑的每一步、流的每滴汗都在发挥作用。再也不会因为看不到身材和体重的明显变化而苦恼。但是，也许没有空学习那些神经和大脑科学的知识，读起来会有点儿困难。所以，本章总结了瑞迪教授的一些重要研究成果，也加入了自己的理解。相信读完以后一定会惊叹：原来运动还有这么多好处。

运动如何让人保持健康和长寿

1）运动强健心血管系统功能

经常运动的人，心肺功能都十分健康。健康的心肺功能可以预防高血压。在运动期间，身体会促进新血管的生成，从而扩大血管网络。有了更多的血管，血液循环将会更加通畅，这就是经常运动的人脸色比较红润的原因。另外，运动时血管会扩张，会有更多的血流向大脑，减少大脑动脉硬化的风险。运动还有防止血管损坏的作用。即使已经得了高血压之类的心血管疾病，只要开始运动，就能马上享受到这些好处。

2）运动调节身体的能量代谢

人们体内的胰岛素水平会随着年纪变大而逐步下降，导致血糖越来越难以被细胞利用。迅速增加的血糖会导致细胞产生过多的自由基和其他废物，从而破坏身体的正常秩序。同时血糖过多也会破坏血管，增加中风和阿尔茨海默病[1]的风险。运动可以调节体内的胰岛素水平，促进血糖的消耗。除此以外，运动带来的血糖降低还会提高脑源性神经营养因子（BDNF）[2]的水平。这种大脑营养素对保持心

---

[1] 阿尔茨海默病（AD）是一种起病隐匿的进行性发展的神经系统退行性疾病。临床上以记忆障碍、失语、失用、失认、视空间技能损害、执行功能障碍，以及人格和行为改变等全面性痴呆表现为特征，病因迄今未明。65 岁以前发病者，称早老性痴呆；65 岁以后发病者称老年性痴呆。

[2] 脑源性神经营养因子，是在大脑内合成的一种蛋白质，它广泛分布于中枢神经系统内，在中枢神经系统发育过程中对神经元的存活、分化、生长发育起重要作用，并能防止神经元受损伤死亡、改善神经元的病理状态、促进受损伤神经元再生及分化等生物效应，而且也是成熟的中枢及周围神经系统的神经元维持生存及正常生理功能所必需的物质。

理健康和防止老年痴呆有非常重要的作用。

3）运动可以减肥

这是运动最常被大家认识的一大好处。毫无疑问，运动可以燃烧脂肪，也能锻炼身上的各处肌肉。另外，如果坚持运动，就不会总是想着吃的事情。人们常常在坐着不动的时候吃点零食，很多人看电影的时候也会买爆米花和可乐。总之，运动不仅增加了每天的热量消耗，也能让那些嘴巴不停的人吃少一点。

4）运动提高抗压能力

皮质醇是身体在压力之下产生的一种激素，如果没有它，身体将无法做出有效反应。当老虎突然从灌木丛中跳出来时，没有皮质醇就只能目瞪口呆却动弹不得。皮质醇能让身体迅速积蓄能量，以便及时逃跑或者跟老虎搏斗。正常情况下，身体会将皮质醇含量控制在正常水平。

然而，现在很多人都承受着长期压力带来的痛苦，包括身体和思想的压力——每天加班的身心劳累，节食熬夜，抑或高不可攀的房价。慢性压力会产生过多的皮质醇，这是很多人抑郁的原因。如果喜欢运动，经常运动，就能有效抵御慢性压力的破坏作用。我很少感觉到压力，就是因为经常运动。

另外，运动也能够修复老化和死亡的细胞，让身体尽可能保持年轻的状态。那些青春永驻的明星和名人，比如不老男神林志颖，都保持着多年的运动习惯。

5）运动改善情绪

有抑郁或焦虑等心理问题的人通常都长期处于消极的情绪之下。如果他们开始运动，这一切都会改变。一方面，运动给大脑带来了更多的 BDNF（脑源性神经营养因子），让大脑更健康。另一方面，保持运动习惯会让人对生活感觉更有控制感。与其做个静静的美男子，不如主动做点什么。此外，也能通过运动和老朋友保持联系，认识新朋友。爱运动的人通常都很积极，多跟这样的人在一起，也会很容易变得开朗。

6）运动增强免疫力

运动直接增强了人们的免疫力。中等强度的运动激活了免疫系统，提高身体抵抗细菌、病毒感染的能力，同时也降低了患癌症等疾病的风险。瑞迪教授提到了一项研究：那些经常运动的人得结肠癌的风险降低了 50%。运动也能增强免疫系统的修复能力，帮助人们消除身体的慢性炎症。所以，如果受伤了，做适当的活动比静静不动更好。

7）运动增强骨骼健康

"弯腰拿起西瓜的时候，骨折了；坐公交车颠簸，骨折了；打个喷嚏，骨折了。"这不是危言耸听，而是发生在骨质疏松患者身上的真实经历。骨质疏松严重时一个轻微动作或碰撞也会骨折，而髋部是最容易骨折的部位。20% 髋部骨折患者会在一年内死亡，每年因此被夺去生命的女性数量比乳腺癌还多，堪称"沉默的杀手"。我的外婆就是在髋部骨折后的一年内去世的。

中国的骨质疏松患者超过 7000 万，其中 80% 是 50 岁以上的大妈。[①] 因为通常女性的骨量流失比男性更早，流失速度也更快。女性 30 岁时就开始流失骨量，而男性一般在 30~35 岁才开始。如果生活习惯不好，那么骨量流失的时间就会提前。

对老年人来说，散步对防止骨量流失没有什么帮助。只有服用钙片和维生素 D[②]，同时通过运动给骨骼加压才能改善。对年轻人而言，力量训练和需要跑跳的运动都可以阻止骨量的自然流失。女性经过几个月的力量训练之后，腿部力量可以增加一倍。任何时候开始锻炼都不晚，即使 80 多岁的老奶奶也能从现在开始预防令人极为痛苦的骨质疏松。

8）运动提高动机

多巴胺是大脑分泌的一种物质，它的作用是传递兴奋和开心的信息。烟民、酒鬼和瘾君子通通都受到了多巴胺控制。甚至有科学家提出观点，盲目的爱情其实也是因为大脑产生大量多巴胺的结果。人们之所以喜欢甜食，就是因为吃巧克力或蛋糕会刺激大脑分泌多巴胺，让人有幸福的感觉。当完成一件困难的任务时，大脑也会分泌多巴胺来奖励你。总而言之，多巴胺可以说是人们做任何事情的直接动力。

---

① 数据来源：国际骨质疏松基金会 2008 年发布的《中国骨质疏松白皮书》。
② 每天晒 10 分钟太阳身体就可以产生足够的维生素 D。

由于年龄的增加，大脑多巴胺的分泌会自然减少。年纪大的人之所以没有年轻人的冲劲，很大程度就是这个原因。不过好消息是，运动能够抵消年龄带来的影响，让人继续保持年轻时积极活跃的状态。所以，那些跳广场舞的老年人通常都比不运动的年轻人更有活力。因为有多巴胺的存在，越运动，越快乐。难怪人们常常说，运动会上瘾。

9）运动促进大脑的神经可塑性

科学家发现，大脑在 20 岁时达到巅峰之后就开始衰老了。随着大脑的老化，大脑的神经可塑性①会逐渐衰减。预防阿尔茨海默病、帕金森病②之类的大脑疾病的最佳办法是保持神经可塑性。运动增加了 BDNF 的数量，从而维持大脑的生长，也提高了大脑修复损伤的能力。即使上了年纪，经常运动的人学习及记忆能力也会很好，丝毫不比年轻人差。

运动让沉睡的大脑苏醒

每当感到悲伤、遇到挫折，或者是压力太大时，别人的建议经常都会是运动和流汗。多年以来，我总是通过运动来摆脱那些烦心事。只要动起来，就会觉得好很多。任何消极的情绪，在运动面前似乎都不堪一击。即使已经深陷泥潭，运动也能马上改善它。

所以，一旦情绪陷入低谷，运动就是让人重新焕发活力最理想的方式。运动打破了日常习惯，避免了负面循环。在运动的同时，也在表达自己对生活的热爱。瑞迪教授给人们揭示了运动是如何实现这一切的。

1）分散注意力

运动时，就很难去想乱七八糟的事情。假如正在跑步，沉重的呼吸和加速的

---

① 神经可塑性是指由于经验原因引起的大脑的结构改变。大脑由神经元细胞和神经胶质细胞构成，这些细胞相互连接，通过加强或削弱这些连接，大脑的结构可以发生改变。

② 一种常见的神经系统变性疾病，老年人多见，平均发病年龄为 60 岁左右，40 岁以下起病的青年帕金森病较少见。其临床表现主要包括静止性震颤、运动迟缓、肌强直和姿势步态障碍，同时患者可伴有抑郁、便秘和睡眠障碍等非运动症状。

心跳都会吸引自己的注意力。如果正在爬山，就得观察脚下是否牢固，身上的汗也会有点烦人。当脑子里没有想着那些烦心事的时候，就不会一直闷闷不乐或是焦躁不安。在运动的当下，尽管身体十分辛苦，但大脑和情绪都能得到平静。而且运动之后，这种好处还会持续一段时间。

2）缓解肌肉紧张

当人们处在消极情绪的状态时，全身的肌肉就会变得紧张；肌肉的紧张，反过来又加剧了这种不良情绪。这是一个负面循环。运动能缓解肌肉紧张，从而中断这个循环。

3）增加大脑资源

运动除了在短时间内增加了血清素的分泌外，还有长期的影响。血清素是与多巴胺类似的一种物质，提高它的含量能够改善睡眠、让人镇静，减少急躁情绪，带来愉悦感和幸福感。如果体内的血清素水平太低，就会抑郁。同时，运动还增加了对提高记忆力至关重要的 BDNF。

4）提供不同的结果

消极的情绪通常和运动有着相似的身体反应，如心跳加速、呼吸加剧或是冒汗。如果把这些身体反应和另一种可以主动控制的行为关联起来，就会形成新的记忆。比如，以前我因为被人抢劫过，即使后来很强壮，也很害怕走人少的路，每次都会觉得紧张和心跳加速。但是在习惯晚上跑步之后，这种心跳加速就变成了跑步的结果，这种恐惧也不再是问题。

5）改变大脑的结构

为什么同样的一件事，有些人更容易感到愤怒，而另一些人却泰然处之？有的人性情十分开朗，也有那种因为一件小事就纠结半天的人。这主要是因为每个人的习惯不同，大脑记住了它。因为运动是一种主动的行为，它阻止了人们保持过去被动的思考习惯。运动改变了大脑的结构，也在学习一种与以往不同的思考方式。

6）提高恢复能力

形成消极情绪的很大原因，在于对生活和周围的事物感到毫无办法，无论是亲人突然离世还是被经济压力压得喘不过气。有时候，甚至会觉得人生毫无希望。但运动改变了这一切——最起码，还能掌控自己的身体。主动选择做些什么，就会意识到自己并非无能为力或者一无是处。这是一件非常重要的事。

7）让你自由

处于心理旋涡之中的人更容易自我束缚——沉浸于悲伤的人会更悲伤，沉浸于焦虑的人会更焦虑。如果不去想它，那么时间就会让一切好起来。有句话说得好，所谓压力，都是自己想象出来的，并非现实。如果不跳开这个陷阱，事情只会越来越糟糕。运动正是最佳选择。

关于运动：应该知道的真相

各种科学研究都已经证实：体能越好的人，大脑功能也越好。这跟本书的理念是一致的——更好的身材，更棒的身体；更好的身体，更棒的身材。

不必拥有 Rain 或者维密天使那样的完美身材，也可以享受运动的好处。身材有黄金比例，身体也有最佳状态。如果心血管系统十分强健，全身上下的肌肉也达到一个最佳的平衡，大脑就会发挥出最大的潜力。任何强度的运动都对人有好处。只是明明可以做得更好，为什么不再努力一点呢？

那么，多少运动量才是合适的水平呢？每个人需要的运动量都不一样。瑞迪教授说："先健身，然后不断自我挑战"。他建议的最佳运动量是每周安排 4 天1 小时的中等强度运动，以及 2 天 45 分钟的高强度运动。高强度运动应该包括力量和耐力训练，但也需要给身体休息的时间。

不管计划的运动量是多少，最重要的依然是行动。如果在"开始"这件事情上有困难，就试试前面提到的那些办法。还可以依赖家人和朋友，人多力量大。假如害怕一个人运动，就加入运动小组。要是能负担得起费用，请一个专业人士来鞭策自己也是不错的选择。

当开始运动后，自然会收获从未想过的快乐。当跑起来之后，自然就能跑得更远，而且也想要跑得更远。那时，也不再需要找人陪或是监督，运动将会变成自己的爱好。我就是这样子：一开始很辛苦的时候找了同学做伴，然后就一直一个人运动了这么多年，痛并快乐着。

从简单的运动开始，养成运动习惯

很多人刚开始运动的时候，都会给自己订下雄心勃勃的运动计划。也许是每天跑步 5000 米，也许是游泳半个小时。可惜，大约有一半人会在 6 个月到 1 年内放弃。还有一些半途而废的朋友，往往连 1 个月都坚持不了。

这样的结果并不令人惊讶，最可能的一个原因是，他们高估了自己的能力，对目标又有不切实际的幻想。他们常常一开始就进行高强度运动——为了练出马甲线，跟着"9 个动作练出腹肌"之类的动作拼命挥洒汗水。这是不可能的事情。所以他们既不能看到身体上的改变，思想上也需要跟挫折搏斗。内外交迫，生理和心理上都十分难受，很少有人能够坚持下去。

在培养运动习惯时，从简单的运动入手是最好的。一旦开始动起来，好事情就发生了——运动可以立刻增加多巴胺。如果坚持一段时间，大脑就会让人爱上运动的感觉。不过问题在于，很多人长期没有运动，体形也很庞大，连慢跑这种较低强度的运动都会觉得十分困难。如果是这种情况，可以从坚持快走 1 小时开始。这对绝大多数人来说都不困难。

不用担心快走没有效果。在这个运动强度下，心跳会比散步时稍快，但还不至于像慢跑一样气喘吁吁。不过，对某些体能太差的人而言，即使快走也会很难受，这是正常的。只要坚持走上一两个星期，自然能走得更远，体形也能逐渐得到改善。此时，身上的脂肪会被燃烧，肌肉也能得到锻炼。

锻炼身体的过程就是逐步提高体能的过程。越是经常锻炼，体能就越好，心肺功能也就越好——同样的运动强度下，呼吸会越来越平缓，心跳也就越来越平稳。如果快走 1 小时之后，还觉得力有所余，就可以尝试慢跑了。

每个人的情况都不一样。也许需要付出更大的努力，才能形成运动习惯，体会到运动的快乐。不过一旦做到了，就会走向"越运动，越快乐；越快乐，越运动"的正向循环。总而言之，走几步远比坐在家里强多了。

中等强度的运动，让大脑更强壮

慢跑是很多人都喜欢的运动。慢跑时，身体不仅燃烧脂肪，也燃烧肌糖原。同时肌肉会受到轻微的损伤，身体的所有细胞也在不断地损伤和修复。身体会开始制造新血管，打造一个更强健的供氧系统。中等强度的运动也会让大脑更强壮。

一个没有运动习惯的人，进行中等强度运动时会处于高度戒备状态，大脑的学习机制开始发挥作用。身体会记住正在发生的事情。人们之所以越来越擅长某种运动，跑得越来越轻松，就是这个原因。

中等强度运动提高了大脑应对压力的能力，免疫系统也会更加强大。经常慢跑的人都很少生病，我记得以前跑步时一年都没感冒过一次。

心钠素（ANP）是心肌在剧烈跳动时产生的，它进入大脑后将帮助缓解情绪压力和减少焦虑。运动的同时也会产生有镇痛作用的内啡肽 ① 和其他物质，所以并不会感觉到那些轻微的肌肉损伤引起的疼痛。初中时，同学小勇踢球踩到了玻璃，但当时他并没有觉得痛，直到停下来才发现脚底血流不止。慢跑之所以能够舒缓压力，实际上是这些化学物质所起的作用。

中等强度运动过后，身体和大脑都受到了损伤，必须给它时间恢复，这样它们才会变得更强健。所以，即使想减肥，也不是跑得越多越好。

高强度运动，焕发青春活力

快跑的时候，就是在进行高强度运动，身体会超过"无氧阈值"。在这个状态下，由于缺氧会觉得十分难受，肌肉也会有刺痛的感觉。身体进入了全面

---

① 内啡肽，是一种内成性（脑下垂体分泌）的类吗啡生物化学合成物激素。它能产生跟吗啡、鸦片剂一样有止痛和欣快感的物质，等同于天然的镇痛剂。

应急状态，但能够承受它。在高强度运动的状态下，大脑会分泌人体生长激素（HGH）。

生长激素对于肌肉修复和生长十分重要。不仅如此，HGH 还可以燃烧脂肪和增加脑容量。HGH 就是人们梦寐以求的"青春之源"。可惜，HGH 的衰减速度也很快，中年人的 HGH 水平只有儿童的 10%。慢性压力、高血糖和肥胖都会加速 HGH 的衰减。胖的人、压力大的人看起来显老，就是这个原因。

通常 HGH 只在血液里停留几分钟，但一次快跑可以让 HGH 的停留时间延长到 4 小时。在超越极限之时，即使只有几分钟，也会进入一种纯净的精神状态。因为内啡肽和心钠素等物质在这种强度运动下达到极高水平，除了能感受到那种难以形容的幸福感外，还会有积极而振奋的精神，感觉无所不能的自我。

高强度运动让人们意志坚强，让身体强壮。不过要增加 HGH 的水平，并不一定需要超越极限。根据英国巴斯大学的研究成果：骑健身单车之外，加一次 30 秒快速跑，就能使 HGH 水平增加 5 倍，而且这种影响至少能持续 2 小时。

高强度运动对减肥和美容养颜都十分有帮助，但这并不是想做就能做的事情。如果才刚刚习惯了快走的节奏，快跑可不是什么好主意，因为心脏很可能受不了。等到已经慢跑一段时间、体能不错之后，再来做这样的尝试。保证安全始终是最重要的，不要听别人说 HIIT 有效就马上去做。

瑜伽、太极拳、力量训练：让大脑重拾年轻活力

瑞迪教授没有用很多篇幅讨论无氧运动，但他也认为力量训练对塑造肌肉和保护关节都十分重要。像瑜伽和太极之类讲究节奏、平衡及技巧的运动，都能够帮人们养成终生运动的习惯。

研究发现，在对抗抑郁和焦虑时，中等强度比高强度的力量练习更有效。同时，高强度力量训练反而会增加焦虑。力量训练明显提高了 HGH 的分泌。一项研究发现：训练有素的男性进行蹲举之后，HGH 增加的水平是慢跑 30 分钟的 2 倍。

关于瑜伽和太极等运动对大脑作用的研究更少，许多证据都来源于个人经

历。目前只知道，瑜伽可以降低压力和焦虑水平，而太极能够让兴奋的大脑平静下来。

作为"运动改造大脑"的受益者，马英九说出了很多人的心声，"以前，我只是觉得运动可以让我更健康，瑞迪教授的成果让我明白，运动还可以健脑，可以让我们的孩子更聪明"。

所以，运动吧！

第 18 章　坚持运动并不困难

我从小就爱动脑筋，任何人告诉我应该怎么做的时候，即使他说得对，也会想为什么。假如他们是错的，思考就帮了一个大忙。每个人都很聪明，也精于思考。不过，在自己不擅长的事情上，很多人都太容易听信专家或教练，甚至那些善于忽悠的小编。

假如想改变自己的身材，有人说只需 1 个月时间就能办到，那么他就是彻底的骗子。骗子们利用了人们急功近利的心理。生物学已经揭示了有关体重增加和减少的很多知识。已经发胖的人，恢复到正常的身材需要很长时间，可能几个月，也可能几年，但最终都能做到。

在过去 10 年里，我经历了很多，因此总结出自己的运动哲学。这套方法对我十分有效，而且相信它对任何一个人都有效，尤其是那些没有基础，也没有专业指导的人。不能保证每个人都能取得跟我一样的成果，也许会更好。花费的时间、付出的努力或流下的汗水，都因人而异。只要有足够的耐心，等待未来更好的自己，一定会有好结果。跑的每一步、流下的每一滴汗水、酸痛的每一块肌肉，都不会白白浪费。

最简单的入门心法

很早以前，就经常被人问一个问题，"怎样在最短的时间内拥有好身材？"尽管实际需要的时间取决于从哪里开始，比如越胖的人成功减肥需要的时间就越久，但秘诀的确存在。看过武侠小说或电影的都知道，任何绝世武功都有入门心法，减肥也不例外。

本书要传授给大家的入门心法平淡无奇，同样是 8 个字，"循序渐进，劳逸结合"。这 8 个字实在简单易懂，但也许有人从没深入思考过它们。真正有力量的事物都离不开简单。

任何人学习一门新手艺的时候，无论自学成才或是师傅手把手教，肯定都会选择从最简单的基本步骤开始。少林武功是扎马步，新东方厨艺是刀功，蓝翔挖掘机是熟悉驾驶室，羽毛球是握拍、挥拍等。与人工智能 AlphaGo 对战的李世石，肯定也是从最简单的围棋规则开始学习的。大家也常常在电视上看到，真正的高手没有华丽的招式，一举手、一投足就轻松打败了那些招式花哨的 "高手"。

减肥和运动也是一样的道理。最开始需要学习的，就是最简单的动作或方法。然而，尽管以现在的体质，再怎么努力也不可能 "每天 9 个动作让你拥有马甲线"或是 "这个动作让你 1 个月瘦 5 公斤"，但很多人还是甘心上当受骗。每个这么做的人都想过：试试吧，万一要是成功了呢？

为什么在视频或图片中看到的教人做各种动作的那些模特，他们的身材都超级棒，但想过没有？为什么不选一些身材不好的人来做示范呢？这样不是更有说服力吗？这是最大的骗局，他们利用了人的弱点！之所以选择他们，只是因为他们能够做那些动作，让人相信他们的谎言！你真的以为，用洗发水洗头发就真的能跟广告上的明星一样柔顺吗？你在商场橱窗里见到过长得不美的模特照片吗？人们的身边到处都充满着这种营销骗局，著名的营销大师马丁·林斯特龙在《品牌洗脑：世界著名品牌只做不说的营销秘密》一书中对此已经说了很多。

相信你肯定尝试过，一定十分困难吧。因为即使是我，做那些动作也觉得有些困难。假设真的能够跟上模特的示范动作，说明身体已经很棒了，但事实并非如此。在基本功还不扎实的时候，好高骛远，百害而无一利。做这种事情，就像 "蜀道之难难于上青天"。面对几乎毫无胜算的局面，又有谁能够坚持战斗到最后呢？提早放弃才是最佳选择。

所以，总是能看到很多人热衷于转发和收藏各种健身动作或方法。也许他们都坚持过一段时间，但付出了很大努力依然没有理想中的效果。不到黄河不死心，这个不行就再试另一种，他们往往会再次对另一种动作燃起新的希望。

大多数人都说自己的天赋或意志力不行，却几乎从来不思考失败的真正原因。下面来讲一个故事，它来自唐纳德·高斯和杰拉尔德·温伯格所著的《你的灯亮着吗？》一书。

在瑞士日内瓦湖的山脉上，有一条很长的隧道，隧道尽头的风景十分优美，每天都有成百上千的游客到此。为了保证安全，隧道入口前放置了一个标示牌，提醒打开车灯。但是，每天都有不少人出隧道后忘记关掉车灯，因此浪费了不少电量，也造成了麻烦。请想一想，这个问题，该怎么解决才好？

也许有人会责怪司机不够细心，也许有人会希望政府出强制的法规要求进隧道必须开灯、出隧道必须关灯，或是在隧道尽头建一个充电站等。其实，问题解决的办法很简单——

在隧道的尽头同样加一个标示牌，"你的灯还亮着吗？"

如果人们的灯真的亮着，一个小小的提醒可能比那些复杂的解决方法都有效。那么，你的灯亮着吗？

先看看你有几把刷子

一旦开始运动，就不要看别人做得怎么样。不，应该是永远都不要管别人跑得有多快。专业的运动员也只能发挥自己的最佳水平，对手的强弱并不会改变自身实力。过于在乎对手，反而会影响自己的表现。很多人看到跟自己差不多的人，却有着更强的力量、更快的速度、更好的体力，就难免觉得沮丧，认为这是天赋的差距。为了避免这一点，希望每个人的眼睛和思想都只盯着自己。

体形差不多、体重也差不多的两个人，身体却可能是天与地的差别。我可以轻松做完100个俯卧撑，之后还能拉40个单杠。但即使是看起来比我强壮的人，也很少有人能做到。对刚开始运动的人而言，大神永远是膜拜的对象，而非参照对象。"台上三分钟，台下十年功"。表面的轻松之下，你并不知道别人以前流过多少汗水，受过多少伤。由于从前没有付出一样的努力，现在就只能是这个状况，要认清这个事实。

首先，需要了解自己的基础在哪里，对自己有清醒客观的认识。既不要悲观，也不要盲目乐观。如果不打开手机定位，滴滴司机怎么找到你呢？

通常用身体素质来形容一个人的基础，衡量指标也很多，包括力量、速度、耐力、平衡度、柔韧度和灵敏度等。有些身体指标之间是相互制约的，比如力量和耐力，举重运动员的力量远胜于长跑运动员，同时耐力也远远不如长跑运动员。尽管可以全面发展，这也是有益的，但对希望减肥或增重的人而言，关注太多目标会失去重点。所以，应该首先关注两个指标：力量和耐力。灵活或柔软，都无法让人穿衣显瘦、脱衣有肉。力量和耐力这两个指标最大限度地塑造了人的身材。力量，决定了能做到的动作有多难，对肌肉的锻炼效果有多大；耐力或者说体力、体能，决定了能持续运动的时间有多久，消耗多少热量，燃烧多少脂肪。

很多人问，"我不想那么辛苦，不运动可以吗？"大家都很清楚，光靠吃并不能提升力量和体能。尽管仅仅调整饮食就能让身体有一定程度的改变，但这是被动的改变。那些能够坚持健康饮食计划的人，经常也能够朝自己预计的方向前进。然而，完全无法预测少吃一碗饭或多吃一点蔬菜会让体重下降多少。而且，控制饮食的策略会分散注意力并消耗精力，让减肥变得越来越困难。如果坚持运动，事情就会大大不同。

以我多年的经验，运动习惯让人感觉能够对未来和生活有所掌控，更有欲望去改变自己。如果总是被动防守，等待对手犯错，永远都很难取得胜利。减肥战争，所面对的可是经过无数岁月洗礼的身体。毕竟，人不吃就没法生存，是最根本的需要；而运动，则是需要努力的事情。

建议你跟随我的脚步，从最简单的做起。

慢跑。跑步是最能锻炼体能的有氧运动之一，很多人也会选择从慢跑开始运动。大多数情况下，这都是合理的选择。除非下肢有伤病，或是超重太多。

有一位减肥的同学小白，去年他曾坚持每天都跑五六公里，结果没几个星期膝盖就受伤了。强行跑步，只会让事情变得更糟糕。慢跑在提升体能的同时，也能锻炼双腿肌肉，让人运动得更久，也更不容易疲劳。当然，意志力也会有所提升。

俯卧撑。它对场地和器材没有任何要求，而且很能全面反映一个人的身体素质。俯卧撑在提升力量的同时，也锻炼了手臂、肩膀、胸部、背部、腹部和腰部的肌肉。正是这些肌肉构成最基本的身材线条，穿衣显瘦、脱衣有肉离不开它们。不管男女老少，只要关节没有问题，都可以做俯卧撑。

循序渐进的技巧

任何人都知道循序渐进是什么意思，但细节才是关键之处。开始任何运动之前，都要找到自己的基准点，也就是发现体能和力量的极限。希望每个人都能发挥最大的努力，而不是心理上的极限。因为很多人都经常低估自己，只是觉得十分困难就中途放弃了，并没有全力以赴。不过，也不必过于拼命，以免受伤或者让接下来的正常活动受到影响。没有运动习惯的人，突然开始运动，身体必然会酸痛，这是正常现象。

假如从慢跑开始，在不间断的情况下能跑多远？可能有人喜欢用时间来衡量，但时间跟跑的速度有关，也经常变动，并不能体现自己的最佳水平。建议用跑步的距离来评估。可以用熟悉的地点或建筑物作为基准点，下一次跑到更远的地方，就看到了自己实实在在的进步。

假如从俯卧撑开始，能够连续做多少个标准俯卧撑呢？每次我建议别人做俯卧撑时，最常见的回答就是"一个也做不到"，尤其是女生。尽管 0 也是一个基准点，但一个都做不到的时候就应该选择更容易的运动——比标准俯卧撑更简单的，还有跪式俯卧撑和墙式俯卧撑。

也可以同时开始慢跑和做俯卧撑，因为这样进步更快。当然，前提是没有太大困难。如果无法负担，就不要勉强自己。

找到自己的极限之后，也许会因为基础太差而沮丧，觉得毫无希望，甚至讨厌自己。没关系的，无论基础有多差。有人慢跑只能坚持 200 米，还有人可能根本跑不动。千万不要因为自己的现状很差，就不爱甚至讨厌自己。这个世界上，每个人都是唯一的，也是上天选中的幸运儿。始终要相信自己是会发光的金子，只是还没有被打磨而已。在那些孤独锻炼的日子里，我每天都这么鼓励自己。

万事开头难。很可能坚持几天，甚至 1 个月都看不到身体的明显变化。有时候，那些想要减肥的朋友会发现体重有所上升，或是觉得手臂、大腿变粗等，从而对运动的效果产生怀疑。遗憾的是，很多人没有意识到这是肌肉正在悄无声息地生长。如果误解了身体发出的信号，也许会中途放弃，又转而投向那些减肥食谱的怀抱。

请想一下，那些身材比自己好的人，是不是跑得更远，或是可以做更多的俯卧撑？当身体素质提高了，体能就会变好，肌肉也更有力量。可以保证，从来都没有运动习惯的你，坚持 1 个月之后肯定脱胎换骨。

要将按照自己的基准点来练习，一般一个星期以内，身体就能够适应这个运动量。如果还办不到，就继续练习直到轻松驾驭它。每个人的情况都不一样。不要急，慢慢来是最好也是最快的方式。

在下一个星期，需要将运动量增加 10%~20%。比如，慢跑的距离从 500 米增加到 600 米，或者完成时间减少 10%~20%。至于俯卧撑，可以从 5 个增加到 6 个。如果对自己的体能或力量有自信，在安全和可负担的前提下，也可以提升至更高的训练水平。之后一样是重复训练，让身体重新适应的过程。坚持这个过程 1 个月以后，已经可以跑 1000 米，也能够做 10 个俯卧撑，实现了 1 倍的增长。尽管 500 米或 5 个俯卧撑的进步，对大神而言微不足道，但对自己来说可是天与地的差别。

这就是循序渐进的威力！

劳逸结合：休息好，吃得好

我完全理解大家想要尽快让身材变好的愿望，此乃人之常情。在网上经常看到诸如"怎么在 1 个月内瘦 5 公斤"或是"有什么办法在两个星期里让我瘦下来"这样的问题。冰冻三尺，非一日之寒。大多数发胖的人都不是在短短 30 天内就变成今天这个样子的。只不过，一开始他们并没有意识到自己的困境。就算想回到 3 年前的那个苗条身材，也至少需要给身体 1 年重建的时间。不过，再正确的道理也往往敌不过人的欲望。尤其是那些很快就尝到甜头的人，他们经常都会盲目乐观。比如跑步 1 个月之后体重减轻了 2.5 公斤，正常但不合理的推测是下一个月还会减轻 2.5 公斤。还记得边际效用递减规律吗？有时候，这也成为一种信念。

俗话说得好，欲速则不达。每个人的身体都有极限，尽管它没有那么娇气，但也需要精心呵护。如果身体觉得累了，它一定会发出信号：或者精神不振，或者肌肉酸痛，或者关节疼痛等。然而，在取得成绩之后，对未来的一切信心勃勃，天天都坚持运动，似乎美好身材指日可待。遗憾的是，身体并不受主观意识主宰，假若一意孤行，最终一定会受伤。有些人可能强忍着痛楚继续坚持，但只会让伤势越来越严重。一旦受伤，运动计划就不得不中止。休息 3 个月之后，可能身材又会恢复到原样。

这种事情曾经发生在我身上。这 10 年的运动经验可不仅仅包括成功，还包括失败与伤病。从 2005—2006 年的 1 年间，我坚持每天跑步，尽管脚掌已经感觉到不适了，却无视身体的信号。由于太希望取得成果，又缺乏基本的运动常识，任由愿望主宰自己的行动。最后，两只脚的脚掌都受伤了。直至今天，脚掌仍然没有完全恢复。希望类似的事情不要再发生了。

一定要热爱自己的身体，别让它受伤。一方面不要让它荒废，另一方面还要给它足够的休息和恢复时间。一般而言，如果运动强度比较大，至少需要休息一天。如果第二天仍然觉得十分疲劳，身体就需要休息两天甚至更久。假如受伤了，请马上停止运动，并且在需要的时候去看医生。

做到劳逸结合，也需要吃得好。必须补充比平时更多的营养。如果吃不好，身体就会被透支，运动反而会有害。并不需要严格遵守所谓的健身或减肥食谱，但营养均衡和足量是最基本的要求。

如果按照我的方法，循序渐进、劳逸结合，就不会走错路、弯路。难道这不是让人最快拥有好身材的办法吗？

第 19 章　一个"跑男"的自我修养

著名作家村上春树有本书《当我谈跑步时我谈些什么》，记录了他 20 多年的跑步 [1] 经历。他说："我甚至觉得每天坚持跑步和意志的强弱并没有太大的关联。我能够坚持跑步 20 年，恐怕还是因为跑步合乎我的性情。"

很多减肥的人，选择的第一个运动就是跑步。因为很简单，穿上鞋、走出家门，迈开腿、跑起来就行了。不过大部分人的问题都在于如何坚持下去，很少有人能像村上春树那样跑 20 多年。

在膝盖受伤以前，我经常跑步，也十分喜欢跑步（受伤并不是由于跑步，而是因为走路太多）。最开始的时候，跑步是一种痛苦，需要克服自己的惰性，也有过坚持。到了后来，天气不好也好，酷热难当也好，没有时间也好，都不是问题，因为非常享受随风奔跑的感觉。依然期待着膝盖好起来之后，再一次迈开腿的时刻。

如果能坚持跑步，相信你也会爱上它。不过，跑步并不适合每一个人，尤其是太胖的人。

跑步应该注意些什么

10 年前，跑步是我踏上改变之路的最佳选择——因为手无缚鸡之力，做不了一个标准俯卧撑，拉不了一个单杠，立定跳远怎么跳都是一样远，实心球拼了命也扔不过及格线……对自己唯一有信心的运动就是跑。那时体重只有大概 50 公斤，非常瘦，跑起来也不像胖子那么辛苦。大学四年我至少跑了 10000~15000 米，

---

[1] 通常我们说跑步，都是指慢跑。

这个距离足够从深圳到武汉了。

提到跑步，也许听过"跑步会损伤膝盖"的说法。虽然我跑的不算多，但也比很多人跑得多了。但是，膝盖并没有出现任何问题，而且很健康。我的亲身经历证明了这是错误的观念，同时跑步也十分适合那些想增重的人。

其实，跑步会不会伤膝盖，主要在于跑步的方式是否正确，和跑步本身没有关系。而且，科学家研究发现，跑步反而有益于关节健康。研究人员选取了一组有关节炎风险的人每天跑步，另一组人则不运动。结果显示，跑步者的软骨变得更健康了。骨科医师表示，跑步会刺激软骨修复自身损伤，人体撞击地面也会促进软骨蛋白质的合成，让软骨更健壮。波士顿大学医学院的专家也证明：上了年纪的人软骨每年都会流失一部分，如果膝盖没有毛病，每周以适当速度跑步 5~6 次，膝盖的软骨和关节将会非常健康。

不过，如果膝盖已经受伤，或是做过膝盖手术，或者跑步姿势不正确，都会增加得关节炎的风险。即使膝盖十分健康，只要超重 9 公斤，就不适合跑步，否则会压迫膝盖发炎，形成骨刺，并加速软骨流失。所以，如果超重太多，要想避免跑步伤膝盖，最好的办法就是少跑步、不跑步。

事实上，做任何在陆地上进行的运动，膝盖都必须承担体重的压力。即使是走路，也是如此。我就是因为参加深圳百公里徒步，走得太多而伤了膝盖。所以控制体重在较低的水平，膝盖的负担将大大降低。那些超重比较多又想跑步减肥的人，初期做其他对膝盖的负担较小的运动更好，比如游泳和骑单车。随着体重降低，再逐渐增加跑步的距离。如果遵循正确的跑步指南，就会发现，跑步是维持腿部力量、塑造腿型和控制体重的好帮手，而不是传说中的"膝盖杀手"。

跑步的正确指南，告别"膝盖杀手"

虽然现在由于膝伤的原因不再跑步，但多年的跑步经验依然可以给大家一些启发。正是因为遵循了这些指南，我才很少在跑步中受伤。

1）准备一双好跑鞋

有一双好的跑鞋十分重要。我在大学军训结束后开始跑步，因为军训的胶鞋质量还挺好，所以就穿着它去跑步。不过，这种鞋并不适合跑步。由于穿了不好的鞋又跑了太多，以至于脚掌受伤。建议去买运动品牌的跑步鞋，因为它们的工艺和设计一般都比较好，但并非越贵的鞋就越好。好的跑鞋有几个选择标准。

（1）合脚：不能松也不能紧，在脚趾头跟鞋之间保证插入一根手指头的空间即可。因为跑步的时候，脚跟鞋会发生碰撞和挤压，有这个空间脚会比较轻松、舒服。

（2）轻盈：穿起来感觉跟没穿差不多。所以篮球鞋之类的鞋子都不适合穿来跑步。鞋子太重，每一次抬脚都需要更用力，双腿也会更快疲劳。

（3）避震：鞋底好像装有弹簧的样子。这样脚在迈步时就更加轻松，也能减少地面对双脚的冲击力。

2）在合适的地方跑

首先，要保证空气质量比较好，雾霾天就不适合在室外跑步了。最好也要远离汽车尾气或其他污染，为了跑步吸入有害气体反而得不偿失。其次，找一个比较安静、人比较少的地方。这样便不会被噪声吸引注意力或被行人打乱节奏。心情愉快的话，也能跑得轻松一点。公园或者学校，一般都能满足基本条件。

如果条件允许，最好在草地或泥土地上跑，有塑胶跑道也行。因为它们有弹性，所跑的每一步不会像水泥路一样 100% 反弹回来，有效减少膝盖和双脚受到的冲击力。

3）姿势正确，省力又保护膝盖

正确的跑步姿势是保护膝盖的重要一环。正确的跑步姿势包括：抬头直视前方，背部挺直且放松；运用摆臂来提供部分前进的动力；脚落地之时，膝关节略微弯曲；保持身体的稳定，不要突然加速，而是逐渐加快步伐。

如果刚刚开始跑步，有两个简单的技巧：一是身体向前倾；二是两步一呼两步一吸。向前倾可以让体重提供一部分的动力，跑起来更轻松；平稳的呼吸可以让身体更快适应缺氧的节奏。也可以采用其他习惯的呼吸方式，但一定要平稳，适当调整步幅和步频来做到这一点。

4）在不同的时间跑，感受不一样的精彩

我最喜欢的是在早上 5：30 起床，然后跑个几公里，开始新的一天。早上的跑步环境比晚上更好——人少、空气清新、鸟语、花香。大学的时候，我也跑了很长时间的夜路。2005 年时广州大学城本来人就很少，晚上人就更少了。跑完一圈内环路总共才遇到了两三个人，感觉很不安全。其实我怕黑，不过也正是因为硬着头皮跑，慢慢就发现自己可以更勇敢一点。跑得越多，就越享受夜跑。

也曾经试过在下午三四点钟跑步，简直就是自虐。夏天的下午 35℃的高温，正常人都不愿意出门，我却蠢蠢欲动，迫不及待地穿上跑鞋，冲进广州热不可耐的火炉中。跑完一圈后，整个人都像被煮熟了一样。这是对身体极限的挑战和突破。

5）高兴时跑，不高兴时更要跑

高兴时想奔跑，伤心时想奔跑，得意时想奔跑，受挫时想奔跑。如同瑞迪教授所说，跑步之后，会感觉到满满的快乐感和幸福感。不管遇到了什么，对于未来有多迷茫，跑步的结果总是确定的。

怎么会有人傻乎乎地跑步呢？人类的祖先可不干这种傻事。每次跑步，总会遇到各种擦肩而过的人：有人欣赏你，有人鄙夷你，而现在的我会羡慕你。但无论如何，跑步的滋味只有跑的人才知道，这是一个人的游戏。

跑步不是折磨，也不是坚持，而是治疗和享受。

6）天清气爽总相宜，斜风细雨不须归

除了雷雨、大暴雨、台风之类的极端天气外，大部分的天气都适宜跑步。不过，也可以尝试那些不一样的天气。也许你不喜欢酷热暴晒，但斜风细雨就是很惬意的天气，身体也会有不一样的感受。随着衣服渐渐被打湿，身上的压力越来越重，空气中混杂着泥土的气息。那种清凉的触觉真是棒极了。不过这种天气可遇而不可求，我在跑步的时候只遇到过两次突然的小雨。

如果希望挑战自己，就不要只是选择那些平淡无奇的好天气。在保证安全的前提下，也可以在台风天奔跑，感受狂风暴雨的洗礼。相信一定会有很多人关注你。我曾经在摄氏几度的冬天的早上，遇到一个白头发的老爷爷光着膀子跑步。感同身受的是那种忘我，风雨不改，属于一个人的坚持。

7）也许需要一个小伙伴

很多人觉得一个人跑步十分单调、无趣，所以他们需要找小伙伴一起跑。是的，有个人一起跑步，不仅可以聊天，也可以互相鼓励和竞争。不过，建议所找的人应该守时守信，而且最好身体条件跟自己差不多。这样，彼此都不会被对方拖累。或者也可以请一个人监督或鼓励自己，这样在想放弃的时候会更加容易坚持下去。

我以前也有小伙伴一起跑步。每天晚上9点都会叫同学一起跑。我们一起跑了几个星期，然后，他跑得越来越少。大学期间，不断地有人加入、退出，但我始终没有停止跑步的步伐。一个人跑步，不必有所牵挂和顾虑。相信总有一天你也会爱上一个人跑步的滋味。

"跑男"的觉醒

为什么要跑步呢？每个人都有自己的理由，为了健康，为了美丽，为了解压。下面我就来讲解一下自己的跑步故事，如果你能有所体会，想跑起来，我便满足了。

时光倒流回到2005年，刚刚到广州读大学。国庆放假期间，我留在学校，意外重逢初中的女神。她比以前更好看，而我却从一个可爱的"正太"，长成了瘦弱、驼背的"猥琐男"。实在无法接受这样的刺激，一定要改变！我想起了暑假时，老爸每天早上5点都逼我起床跑步，让孱弱的我顺利挺过了军训。对，跑步就是改变的契机！

于是，便开始了自己漫长的跑步生涯。尽管一年之后跑大学城的内环路对我而言十分简单，最初却比登天还难。第一次跑步，目标都是华南理工大学。

跑步的过程既无趣又重复，每一分钟都是痛苦的煎熬。开始凭着意志力在坚持，但几天之后，就没有那么痛苦了。虽然依然头昏眼花，上气不接下气，但第二个星期已经可以跑到华南理工大学了。这一段路并不长，但却跑了半个多小时。路上没有人也是一种苦恼，因为会害怕遇见坏人。

虽然没有称体重、没有测速度、没有看跑了多远，但我很清楚：能跑得更远，就是身体在慢慢地积聚能量。第一次只能跑到广中医，但一个月之后已经勉强可以跑加走完一圈了。直到很久以后才听同学说，内环路一圈大概有 4000 米。

我的目标只是，跑到广东工业大学、华南理工大学或华南师范大学就可以，不管跑得多慢都没关系。身体在改变，思想也在改变，不再害怕天黑和人少。所以，便从傍晚跑，变成晚上跑、早上跑；从一天跑一次，变成了早晚各跑一次；从一个小时，变成半小时，再到 20 分钟……

经过枯燥无味的漫长过程，慢慢地，开始喜欢上了跑步。从最开始的坚持，变成了享受。当觉得难受的时候，上完一天课昏昏沉沉的时候，跑步就是解药。

整整一年时间，都没有做其他锻炼，就只有跑步。第二年，依然很瘦，但是1000 米考试已经可以拿满分了。仅仅一年之前，这还是完全无法想象的事情。同学怂恿我报名参加学院运动会的 400 米接力跑，勉为其难地答应试试看。当冲向400 米终点时，班里的同学都在场边为我加油。尽管是第二个冲过终点线的，但每个人都跟虚脱无力的我说，"你太棒了，以前我都不知道你居然这么厉害！"那一刻，我清楚地知道：自己不再是过去的那个孱弱的瘦子了，我的身体还有更大的潜力。

第一年，我从一个手无缚鸡之力的皮包骨，摇身一变成为"跑男"。踢足球时，即使带着球也很难被追上；踢完一场 30 分钟的球赛之后，感觉自己还有体力踢另一场。从来没有想过自己会有这么大的进步。凭借这一点成就，已经足以鼓励自己继续向更高的目标前进了。而这一年，也明白了几件重要的事情。

· 罗马不是一年就可以建成的，更别说一天了。

· 对自己正在做的事完全没有头绪，但努力和时间会让一切变得清晰。

· 非常清楚是什么在激励着自己，有一个不得不实现的目标。

· 花费的精力和时间越多，回报也就越多。

跑步故事至此已经说完。其实没有什么特别的，既没有流汗流血又流泪，也没有伤筋动骨损膝盖。事情本来就是这么简单，跑步和运动并非洪水猛兽，也没有立竿见影的神奇功效。

我的改变，靠的无非就是改变自己的愿望、可行的计划及自律。更重要的是，没有异想天开：我知道，已经当了十几年的渣渣，弱是肯定的；我知道，只要努力，就会慢慢有进步；我知道，不用比别人跑得快，只需今天比昨天做得更好。

我对那种"好身材是天生的，有些人怎么练都不行"的论调嗤之以鼻，完全是借口。如果真的想要拥有健康的身体、美好的身材，这个世界没有什么可以阻止你。只要有办法和时间找好吃的，肯定也可以学习健康和运动知识，肯定也有时间锻炼。如果选择做快乐的吃货，那么也是你的自由。与其一边苦恼身材一边犹豫不决，不如吃了秤砣铁了心。

第 20 章　运动，可以随时随地

有一天，在饭桌上谈起运动的话题，许多朋友开始抱怨，每天的时间和精力都被工作和各种事情占去了，哪还有空余时间运动呢？也有一些人抱怨，家里附近没有公园，去健身房又很远，完全没办法运动。

其实运动根本不需要专门的时间。在车站等车、餐厅排队的时候，都能积极动起来。不只是跑步、游泳、健身才叫运动，跳一跳、蹬蹬脚也是很好的运动方式。走路而不坐车，走楼梯而不搭电梯，都是好方法。运动完全可以随时随地进行。

不过，还是需要有专门的一段运动时间，这样效果更好。但是什么时间运动更好，却是众说纷纭。有人推荐在早上运动，因为阳光不强烈、安静，空气也比较清新。一些专家建议，下午 5 点到 7 点是最合适的时段，因为身体状态此时最佳。另一些人则偏爱在夜晚运动，或许是怕被太阳晒黑，或许是晚上比较凉爽，最大的原因可能还是白天实在腾不出时间。

如果是刚开始运动的小白，听了"公说公有理，婆说婆有理"的各种意见，可能就没头绪了。更有甚者，可能会被伪科学蛊惑。比如，我曾经在微信里见到过"晚上运动等于慢性自杀！"这种文章。这当然是无稽之谈，也不需要反驳。大叔大妈们晚上大跳广场舞，难道真的那么想不开吗？

从科学的角度，傍晚确实最适合运动。可是除了学生和退休老人外，大部分人都没这个时间，基本上不是在上班就是在路上。为了享受运动的好处，很多人都只能选择其他时间。如果能够早起，也有充足时间，那么早上就是不错的选择。如果像我现在一样，上班路上要一个多小时，晚上运动才是更好的安排。总之，并没有最佳时间，只有最合适的时间。

我喜欢在晚上运动

读书的时候，早晨、上午、下午、傍晚和晚上，都运动过。之前住得离公司比较近的时候，会早一点起床，然后跑步半个多小时。但到了冬天，实在舍不得温暖的被窝，经常都起不来。这一点，相信很多人都有深刻体会。也经常听别人抱怨，不运动一过冬天身上就多了一层肉。

为了保持运动习惯，我将运动时间安排在晚上 9：00—10：00。这么做已经有三四年后，身体的状态也变得越来越好。"晚上运动会伤身"，只是以讹传讹的说法。推荐白天没有时间的人在晚上运动，因为还有几个额外好处。

（1）晚上运动是身体发热而自然出汗，而不是因为温度太高而出汗。流的汗也少一点，不会太快疲劳。

（2）晚上不会受太阳光照射，不用费心防晒和美白，尤其适合女孩子。

（3)如果白天遇到了什么不顺心的事或是工作压力很大,运动可以帮助减压、调节心情。

（4）如果睡的不好，适当运动增加疲劳感，会让人更快入睡，睡得更香。

第一次尝试在晚上运动的人，可能会由于太过兴奋而睡不着。这是因为沉睡的身体和大脑都被唤醒了，原来的作息节奏也会受到影响。另一方面，可能是由于运动强度太大，比如第一个晚上就跑了足足 5000 米，身体来不及适应。无论在任何时间运动，都必须循序渐进，让身体逐渐适应。如果生病了，或是白天的工作已经让自己疲惫不堪，那么就不要勉强自己。身体状态好的时候，运动当然有益；身体状态太差的时候，运动反而有害。

虽然我晚上运动不会有任何问题，但每个人的情况都不同，可能有人真的不适合。有一条准则可以用来判断它：适量的运动之后，如果身体舒畅，睡眠又香又甜，第二天神清气爽，就说明身体喜欢这样。如果第二天觉得疲劳乏力、精神萎靡，也许该考虑另一个时间。但话又说回来，做总比不做好。尤其是朝九晚五的上班族，白天长时间对着计算机保持一个姿势，坐出了肩膀、腰和颈椎的各种毛病。即使晚上稍微散步半个小时，对身体也大有裨益。

找到自己的运动时间

在确定运动时间这件事情上，有以下几条建议。

1）最佳时间就是可以运动的时间

虽然傍晚运动最好，但有些人真心没办法做到。那些忙碌的明星们，为了保持身材经常只有大晚上才能到健身房挥洒汗水。

2）尽量选择每天都有空的固定时间段

我会选择晚上 9：00—10：00 运动，就是因为能保证这段时间。如果你是一个晚上 10：00 才下班的程序"猿"，或许早上 9：00 才是最好的时间。身体状况在不同的时间也有差异，经常改变运动的时间，身体适应起来也会比较慢。

3）为这个时间段设置一个闹钟

这会帮助人们养成运动习惯。除了起床闹钟外，每天晚上 9：00 我的闹钟也会准时响起。就算那一刻正在忙些什么，这个闹钟也会提醒我该运动了。如果事情比较紧急，就会做完再开始运动。又或者，那时正在回家的路上，它也会给我一个信号，让大脑保持对运动的记忆。如果太晚回到家，就会快速地做几组俯卧撑。这个 9：00 的闹钟，已经变成了跟刷牙一样的生活习惯。

4）忍耐生活节奏的改变，坚持到养成习惯为止

只要开始，运动就一定会带来好处。这种改变也会带来一些不愉快的事情，如肌肉酸痛、身体疲乏和失眠等。等到身体适应了，一切自然就会回归正常。有心理学研究表明，重复一件事情 21 天以上，就会形成习惯。这不一定准确，也许有人只需 15 天，而有人可能要 40 天。不过，它说明了一个很重要的道理：量变引起质变。说不定，当无法坚持下去时，第二天就焕发新生了。所以，再忍忍吧。

5）找一个可靠的人帮助你

有很多人都不太相信自己的毅力，为了避免半途而废，他们宁愿从不开始运动。朋友们都认为我是意志坚定的人，但我并非只靠毅力。从前，我向各种榜样学习，也受到了同学和朋友的帮助。所以，最好也有可靠的支持团队，如家人、伴侣或朋友。2015 年夏天，好朋友阿苗希望养成晚上跑步的习惯，请我帮他。

尽管我们在广州和深圳两个城市，但每天晚上9点都会打电话提醒他。我足足连续打了21天电话。如果身边也有一个像我这么可靠的人，赶紧寻求他的帮助吧。

总而言之，首先找到最适合自己的运动时间，形成习惯。当习惯每天都运动时，就不会认为运动是需要坚持的一件事情。越运动，越快乐。一旦开始，就不会再有疑虑。

不用去健身房，在家运动更好

在很多人看来，健身房是一个最佳的运动场所——齐备的健身器械、专业的私人教练、有趣的训练课程、良好的运动氛围、性感的身材海报，或许还有期待的美好邂逅。如果想开始减肥、增重或保持身材，很可能得到的建议就是去健身房和请私人教练。每年的元旦，总会有许多人加入健身大军。他们在健身房里挥洒汗水，燃烧脂肪，梦想着和肚腩说拜拜的日子。但是有多少人真的想要这样坚持一整年呢？对很多人而言，应付每天的事务就已经疲于奔命了。就算办了健身会员卡，恐怕也很难抽出时间和精力，只会徒增烦恼，折腾费事。最后，钱都打了水漂。

我开始运动时还是一个穷学生，负担不起一两千元的健身会员费，只能跑步和在宿舍依靠简单器械锻炼。工作以后，也曾去过几次健身房，但每次感觉都不好。时至今日，我已经是在家运动的忠实粉丝。一直都有人请我推荐健身房或教练，但每次我都推荐他们在家里运动。除了个人喜好之外，更重要的是在家还有很多好处。

1）轻松的氛围

健身房的空气混杂着汗臭、橡胶和钢铁的气味，会觉得有些沉闷。如果人太多，就需要排队。器械上沾满了别人的汗水，难免会觉得有点恶心。爱干净的人，说不定还要怀疑上一个人是否会传染细菌给自己。我不喜欢对着冷冰冰的器械，也不愿意在跑步机原地踏步。这是我最不喜欢健身房的地方。在家里，会觉得更加放松。

2）马上可以开始

在家里，任何时间，不用穿袜子、鞋子，不用换衣服，不用打扮，不用收拾，不用出门。唯一要考虑的是，做什么运动。如果去健身房，不仅需要做一番准备，还得在路上花去不少时间。而这段时间，已经可以做不少运动了。

3）节省成本

现在深圳普通的健身房，一年的会员费不低于 2000 元。要是想请私人教练或是报课程班，又得花几千块钱。说不定还得买一套过得去的健身装备。选择在家运动，就可以省下一笔经费。还有那宝贵的时间——本来就很忙。

4）更好的休息

在家运动完了之后，如果觉得太累就可以随便往地上一躺，多舒服。之后还能洗个热水澡，带着一身疲劳，轻松睡个大觉。如果在健身房，尽管已经累得要死，还不得不顾及自己的形象。

5）专注于运动之上

如果比较在意别人的眼光，那么健身房可能就不适合你。虽然健身房有很多厉害的人，但不会有人主动帮你。相信大家也不会随便请一个陌生人指导自己。在家的话，就算身材再差、动作做得再难看，也不必担心。没有任何人在盯着你，所以只管专心运动即可。

6）一样有效果

想练成健美运动员那样的壮硕身材，才需要用到健身房的大重量器械；如果只想拥有脱衣有肉、穿衣显瘦的身材，那么在家一样能够实现目标。而且，在家里可以充分发挥主观能动性，想点新奇的花样。如果家里附近有学校或公园，那么在室外跑步也很好。

7）更容易养成运动习惯

既然是在家运动，就不能像以前那样抱怨去健身房太远；既然在客厅就可以锻炼，就不能再借口错过自己最爱看的电视节目而不去健身房。在家运动，不仅能帮助自己达到强身健体的目标，还能帮助自己杜绝偷懒的念头，因为已经没有那么多借口了。如果需要去健身房才能运动，要是正在刮风下雨，很可能会改变计划。

有很多人是在健身房的教练或销售人员的鼓动下，一时冲动才办的会员卡。他们首先会让你站上一个机器测试，然后拿着报告告诉你有这个问题、那个问题，一定要赶紧治。如果你办了卡，他们就会继续鼓动你报名私教课程。

一开始可能还热情高涨，每周都去，但大部分人都只去几次就放弃了。但是，他们心里却一直惦记着健身房的事情，等待某天有空才去锻炼几个小时。如果坚持在家运动，绝对能更快养成运动习惯。

请教练的钱可以省下来

有朋友曾说，之所以不在家运动，是因为没有人指导。他怕动作做得不标准效果不好，或是缺乏保护而受伤。只能说这又是一个宣传套路。在我 10 年的运动经历中，从来没有一个教练。而且不要忘了，人是动物，天生就会运动，而你只是让自己的天赋沉睡了太久。即使一开始自己动作笨拙又错误百出，那又如何！还记得吗？第一次跑步、第一次打篮球、第一次游泳，表现都不是特别好，只要不断练习，任何人都会做得越来越好。

有些人可能比较适合去健身房，因为他们喜欢跟朋友一起运动或是喜欢人多的氛围。如果在健身房里也能够坚持运动，就尽管去。但不建议请健身房的私人教练，甚至反对，除非遇到了好的教练。① 请听听我的看法。

首先，教练不是你一个人的。他们通常都有很多学员，所以就不要想会得到全心全意的服务和指导。就像老师一样，教练也可能会选择比较有前途的或是顺眼的来重点指导。

---

① 最近新闻已经报道了，很多健身教练都是速成班出来的，7 天就能拿到证。《2015 中国健身教练职业发展报告》显示，在入职 1~3 年的"新人"中，52% 的人为体育院校学生，其余的 48% 无专业背景。有些从业者在做私教前甚至从未接触过健身行业。健身房产业急速扩张，专业的私人教练却并不多见，私教指导致伤致残的案例时有发生。

其次，在大部分健身房，教练的收入都跟课时挂钩，而非锻炼成果。他的课上得越多，学员越多，收入也越高。看在钱的份儿上，那些不够负责任的教练都会想办法多收学员，甚至敷衍教学。

再次，所请的教练很可能是半路出家。即使是那些受过专业训练的教练，也许他们很懂运动和营养方面的科学知识，却不一定了解心理学，也不懂"少女心"和"玻璃心"。他们帮你制订的训练计划和饮食方案，乃至心理鼓励，就不一定适合你。

最近有一个你告诉我，她请的健身教练一下子提了很多方案和计划，然后她就懵了。听起来都很对，她却不知道从何入手。由于不敢多问，最后她只好按照自己的想法去做。所以，如果你选择将自己的身体交给一个没有热情的人来指导，是多么令人沮丧的一件事。

最后，我最反感的是，将自己的身体交给没有热情的人来指导，真是令人沮丧。这种情形好像是从小学到高中，老师一直在讲讲讲，却没有考虑学生的差别和感受。

当然，还是有一些尽心尽力，也做得很好的健身教练。如果正好被你遇到了，一定要抓住机会，这会使成功的速度更快。在请任何教练之前，一定要做到以下几点。

· 先了解他，了解越多越好，包括人品、风格等。

· 跟他们现在的学员聊一聊，问他们的感受如何、效果又如何。

· 观察教练如何教学，怎样和学员互动。

· 不要单纯被他的身材所迷惑，最好的运动员并不一定是好教练。

· 如果可能，不要一次付太多钱，这样即使反悔也不会损失太多。

在家运动也有好帮手

现在你可能很纳闷，我不推荐去健身房，也不让请私人教练。那一点基础也没有，自己又没办法坚持，怎么办？本书为你准备了一些建议。

1）肯定认识一些能人异士

你肯定认识一些能人异士，他可能在运动和减肥方面有很多心得或者成果，他可能有运动特长或爱好。他也许是同学，也许是邻居，甚至是深藏不露的同事。怎么知道呢？很简单，问呗。这些人都在运动上找到了乐趣和成就感，作为一个过来人，他们都很乐意分享经验和秘诀。而且，他们比健身教练更了解你的个人情况，提出的建议会更有针对性。他们不需要花钱请，只要送点小礼物或是请吃饭就能搞定。更重要的是，他们会毫无保留地告诉你真相，而不是看在钱的份儿上。

2）寻找志同道合的小伙伴

小伙伴不需要很厉害。他也许比你还胖，也许比你更懒。境界比你高太多的人，其实也往往很难理解你的难处。我就曾见过某知名健身导师说，"瘦子可以做 100 个俯卧撑，拉几十个单杠"这种瞎话。

人们总是被积极乐观的精神鼓舞。每个人都喜欢快乐阳光的大男孩，即使是那些生性忧郁的人。所以，需要找的是积极向上，而且愿意做出改变的人。只要有一个就够了，但是多多益善。一旦有了一起努力的小伙伴，就可以互相监督和鼓励，也可以分享各自的方法，等等。当坚持不住想要放弃时，一个称职的小伙伴就能扭转这种局面。

3）建立后援团

不是一个人没有动力吗？那就寻求支持。建立在金钱基础之上的关系是不牢固的，为什么不想想身边的人呢？家人、同学和朋友，没有谁不希望你变得更好。妈妈不是经常唠叨你胖嘛，除了唠叨外，她也许还能做些什么的。闺蜜不是担心你身体不好，但你一直都在说没事吗？

所以，要告诉他们，准备改变自己——希望身材、身体和生活都变得更好，仅仅依靠一个人的力量是远远不够的。这个世界没有人不需要别人的帮助，每个成功的男人背后都有一个好女人。那些真正爱你的人一定都会支持你，也会想尽一切办法帮到你。如果希望晚上去公园跑步，那么一个好老公一定会把碗洗好，或是陪你出门给你打气。如果你有小孩，你的宝贝难道不会跟你说"妈妈，加油！"还有乖乖帮你做一些家务吗？假如打定主意开始减肥，请相信好朋友一定不会在周末叫你出去吃大餐，反而会陪你一起去打羽毛球。

很多人都忘记了，比起那些不知道是否靠谱的健身教练，身边的人才是最可靠的后援。

4）从简单的运动开始

健身教练肯定不会教那些最简单的东西。如果知道事情这么简单，还会继续请他们吗？相反，他们会教一些比较复杂的动作或方法。有些人还会用专业名词和术语来让人以为很困难，比如 HIIT 这种缩写词，但又不解释细节。另一方面，他们可能只会生搬硬套，不懂用五年级小学生的方式来交流。

俯卧撑和跑步有动作要求吗？当然有。可是需要人教吗？完全不需要。只要做了，就知道是什么回事，也自然就懂得怎么调整。

应该选择那些最简单、最容易入门的运动，尝试去模仿和练习。这样，就不会遇到太大阻碍，也能更快取得成果，信心也会得到鼓舞。如果是比较困难的动作，或许需要很长时间才能掌握，但可能坚持不了那么久。"台上三分钟，台下十年功"。别人能够轻松做到那些动作，一定都是长期训练的结果，但自己很难看到这一点，而只会怀疑自己的资质太差。不过事实是，循序渐进，今天比昨天做得更好，也终会有所斩获。

从徒手训练开始更安全

假如看完我的建议之后，依然选择去健身房运动，以下内容可以略过。尽管健身房的器械有一定的危险性，但做总比不做好。请注意安全，新手需要一些指导。如果已经认可我的理念，希望在家运动，下面将教会大家如何从零开始。

不需要任何器械或者工具，就可以开始在家运动了。是的，不必为此购买任何新的装备。如果真的没有适合运动穿的衣服，那就买一套，但不需要太好看，合身实用即可。要是想有更好的效果，不妨买一些有激励作用的衣服，比如孙悟空的练功服，或者是超人装。反正是在家，怎么穿都无所谓。同学小壮就曾经买过火影忍者的斗篷，真的很酷炫。

只需一点点空间，就能做很多运动了。下面为你准备了一些，而且你还有更丰富的选择。请充分发挥自己的想象力。

俯卧撑：几乎每个人都知道怎么做。一个都不会？别担心，之后会教你。

高抬腿：相信很多人在小学就做过了。只要不会被楼下邻居投诉，就放心去跳。

蛙跳：你一定会。需要的空间稍微大一点，但有三四米长的客厅就够了。

原地跑：堪称天然跑步机。如果不想出去室外，家里也能跑。

深蹲：健身教练也让学员做这个。只要有镜子，完全可以自己来。蹲不下去？在后面也会教你的。

站姿提踵：就是踮起脚尖。再简单不过，等车、餐厅排队的时候都能做。想有好看的小腿线条，可以练一练。

现在，增加一个瑜伽垫，一般也就几十块钱。

卷腹：跟仰卧起坐有点接近的动作。想要练出马甲线的话，我会教你怎么做的。

臀桥：其实也很简单。它可以练到腰和屁股，很多人都喜欢这个动作。

飞燕式：长期久坐的人可以练一练。我之前腰肌疼痛的时候做过，效果不错。

平板支撑：另外一个名字叫 Plank。对太胖的人而言，这个动作有点难。

当然，还有很多其他运动都是可以在家里做的。看到没有，即使没有器械，也能在家要起十八般武艺，而且也能够锻炼到全身的肌肉及心肺功能。你可能已经觉得太多了。如果已经准备好，下面还有一些小小的建议。

在家运动的小贴士

（1）开始运动之前，别忘了准备一些必需品，如毛巾和水等。要是太热，可以打开风扇。提前调配一些糖盐水也可以迅速补充流失的电解质。

（2）只要家里有空地方就行。想运动的时候，只需把卧室或者客厅稍微布置一下。如果还买了哑铃、呼啦圈、跳绳、健腹轮之类的小器械，小小健身房就在身边。

（3）没有教练帮助，就在网上搜索一些训练方法，这些方法会有所帮助。这里推荐 http：//www.passion4profession.net 这个网站，我以前经常用，现在还有 App "8 分钟健身"。里面有各种动作视频及训练方法，应有尽有。我最喜欢的一点就是，都是动画而非真人示范，没有套路。切记要从最容易的开始，如果做不到就换更简单的。

（4）除了一些小的器材外，还可以在家里弄一些装饰，让运动的过程更有趣。比如摆一些盆栽、在墙上贴一些自我激励的话或是喜欢的海报等。*Oh My Venus* 中的女主角在减肥时给自己准备了一个名为"臭小子"的玩偶，不仅作为发泄的对象，也把自己想要战胜的肥胖具体化了。

（5）备一面全身镜。可以对着镜子看看自己的动作是否正确，还可以随时看到自己身体的变化。我在做完一组动作之后，总会照一照镜子。眼见为实，看到了身体的变化，感觉就会不一样。

（6）还可以在运动的时候看电视节目，或者打开手机听音乐。这样就不会感到枯燥烦闷，而在健身房只能戴着耳机。跟着自己喜欢的节奏，动起来吧！

第 21 章　开始在家运动前的准备

相信你已经迫不及待想开始运动了，不过在此之前，还有一些事情需要了解。很多时候，不知道这些事情也没有问题。但为了安全起见，需要做好万全准备。

本章总结了经常被朋友们问到的几个问题，而且也是大家一定会遇到的问题。比如，是否可以不做热身运动？做完一组动作之后应该休息多久？用力的时候如何呼吸？运动完一身汗能不能马上洗澡？等等。

很多人认为没必要做热身运动，感觉没有作用。如果每天都有很多的体力活动，那么确实没有热身的必要，因为身体已经热起来了。然而，大部分人的身体都是不断地在静止和活动之间切换状态。

适当热身能够放松肌肉，也会降低受伤风险。如果不做热身运动就直接开始做俯卧撑，手臂可能使不上力，发挥不了自己的真实水平。这在冬天时尤为明显，因为肌肉处于半休眠状态，血流速度比较慢，氧气供给不充分。改变这种状况就需要热身，让肌肉中的血液更快地流动起来。所以，在开始任何运动之前，都应该热身。

热身时间视运动而定

热身时间一般占 10% 的运动总时间比较合适。如果打算运动 1 小时，那么热身时间差不多 6 分钟。这并非绝对的硬性规定，实际的热身时间跟年龄、运动强度、体质和气温都有关系。年纪大的人热身时间应该多一点。运动强度越大，就越需要热身。体质好的人，热身需要的时间也少一点。天冷的时候，需要花费更多时间才能让身体热起来。

当然，热身运动不必花很长时间，只要身体微微发热出汗，通常 10 分钟就可以结束。假如一直都没有发热出汗，那也没关系，只要做好肌肉和关节的放松即可。

简单的热身动作

如果只是运动到身体的一部分，可以不用做全部的热身动作。动作速度要平缓，不快不慢。

颈部环绕：顺时针和逆时针转动颈部，各 4 个 8 拍。

左右拉伸颈部：保持肩膀不动，尽量拉伸颈部侧面和肩膀肌肉，重复 8 次。

向前拉伸颈部：下巴尽量靠近胸口，拉伸颈后肌肉，重复 8 次。

向上提肩：肩膀尽量靠近耳朵，重复 8 次。

上身左右转动：拉伸背部和腰部肌肉，左右各 2 个 8 拍。

腰部环绕：拉伸腰部和腹部肌肉，顺时针和逆时针各 2 个 8 拍。

拉伸手臂：左右手分别重复 8 次。

前后转动手臂：顺时针、逆时针分别重复 8 次。

膝部绕环：顺时针、逆时针分别重复 8 次。

手腕脚踝绕环：顺时针、逆时针分别重复 8 次。

高压腿：左右脚各做 8 次。

弓箭步：左右脚各做 8 次。

原地小跑步：持续 2 分钟左右。

运动后的拉伸不可少

结束运动之后，也一定要进行拉伸运动，让关节和肌肉都得到放松与伸展。希望大家记住，运动之前要热身，运动之后要拉伸。很多人忽略了这一点，所以难免在运动中受伤或者运动之后肌肉过分疲惫。做拉伸运动时，动作不要太猛，要温和一些。呼吸也要保持自然，尽量不要憋气。不要做疼痛的拉伸，而是感到绷紧即可。如果觉得痛，就表明做过头了。

下面已为大家准备了一些拉伸动作。也可以选择其他动作，只要达到放松和伸展的效果就是有效的。

颈部拉伸：站立，弯曲颈部，让耳朵尽量靠近肩膀（可以用手），每边坚持15秒。

胸部拉伸：双手在身后扣住，用力挺胸，坚持15秒。

肩膀拉伸：左右手臂交叉拉伸，坚持15秒。

背部拉伸：双手交叉，手背向内，用力向外伸直，坚持15秒。

腹部拉伸：趴在垫子上，用力抬起身体，坚持30秒。

小腿拉伸：向后抬起小腿，抓住脚踝用力拉，让小腿肚紧贴大腿，坚持15秒。

大腿拉伸：抬起大腿架在高台上，勾起脚尖，另一只脚脚跟着地，双腿始终保持伸直，身体尽量向大腿靠近，在最低点坚持30秒。

学会力量训练的呼吸节奏

很多刚开始做力量训练的朋友都不知道怎么呼吸。憋气过度会胸闷，但是不憋气又没力气。真的有呼吸窍门吗？其实在呼吸的时候，只要保持自然的呼吸就可以了：控制呼吸的节奏，让呼吸尽量平缓。完全不用考虑发力和还原的时候分别应该怎么呼吸，按自己最舒服的方式做就行。除非力气不足，否则不要憋气。如果确实需要憋气才能完成动作，可以吸半口气憋着，但不要吸满一口气，以免头晕。请参照以下的简单方法练习呼吸节奏。

首先，缓慢地深呼吸（但不要吸到底），随后屏住呼吸并绷紧肌肉。此时会感觉肌肉充满力量。其次，保持肌肉绷紧的同时慢慢呼气。在这个过程中，会感觉到力量也在慢慢地流失。这个练习可以帮助控制呼吸节奏。呼气太快或太早，都无法让氧气被充分利用，肌肉力量就会大打折扣。这意味着自己也许不够力气完成动作，可能会受伤。

休息好了再继续下一组

经常看到不管什么健身动作教程，都在强调两组之间的休息时间不要超过1分钟，否则效果就会打折。这种说法很可能源自专业的健美训练教材，很少人质疑它是否正确。这种理论或许有它的道理。但对于刚开始接触力量训练的普通人而言，这种说法肯定不对。对很多人而言，别说1分钟，就是休息5分钟也还没恢复。就算真的效果会打折，与其勉强自己而受伤，不如休息得更久一点。

力量训练的组间休息，无非是为了让身体恢复状态，积蓄力量做下一组动作。为了确定休息多久才合适，先来看看一组训练之后，身体都有哪些明显的变化：

· 心跳加速、呼吸加快。

· 肌肉酸胀。

· 体温上升。

因此，如果休息时间太短，心跳和呼吸依然很快，肌肉累积的乳酸也没有被代谢，疲劳就还没有消除。如果休息时间太长，身体冷却，等于得再重新热身一次。在确定组间休息节奏时，应该考虑的主要因素有以下几个。

· 温度。太热的话可以休息久一点；天凉的时候散热也快点。

· 体质。身体好的人恢复更快，没必要休息太久。

· 训练要求。希望下一组做得更好的，应该休息久一些；要是追求动作数量，休息时间可短一点。

我从来没有刻意追求多久的组间休息——只要呼吸平稳、力气恢复了就可以做下一组动作。除此之外，有时也会休息很久，身体都凉下来了。毕竟，谁也不是木头人，稍微懈怠也是可以理解的。如果觉得肌肉或关节有疼痛，就马上停止，不要再做下一组了。总之，应当始终把安全放在第一位。

运动之后马上洗澡好不好

运动之后，一身汗很不舒服，可以马上去洗澡吗？尤其是夏天，但很多人都怕这样会出问题。在我多年的运动生涯中，不管是跑步、踢球、健身还是游泳，就算马上洗澡，也从来都没有觉得任何不适。不过，也需注意一些要点。

·如果还在气喘吁吁，心跳也很快，那么就等呼吸和心跳恢复正常后再洗澡。

·除非身体已经完全冷却，否则别洗冷水澡。很多人喜欢夏天运动后洗冷水澡，这不利于身体排出体内热量。当然也有例外，游泳相当于边运动边洗冷水澡，也没有什么问题。冬天洗冷水澡的人也大有人在，同样不会有什么问题。

·应该用稍高于体温的温水洗澡，可以尽快排出热量，让体温回归正常。即使在冬天，不管有没有运动，水温过热也不合适。

不过，我20多岁的身体状态非常好，也没有高血压、心脏病之类的心血管疾病。如果已经发胖，心血管可能会有些问题，应该咨询医生或其他专业人士的意见。不要冒然尝试看起来无害的举动，因为虽然对健康人无损，却可能使自己陷入危险。

第 22 章　五大基础动作，
在家也能练出好身材

现在，已经了解到本书全部的理论和方法了。其实按照本书的理论，也不需要教你如何去做具体的动作。但是，曾经有一个你留言说，"发动作！别发理论，告诉我做什么可以减肚子就行"。大家都很明白，这个世界不存在魔法般效果的运动。不管任何动作，只要贯彻始终，都能发挥作用。

我没办法帮你制订任何特别的运动计划，这必须靠自己。不过，已经为你准备了 5 个基本的训练动作。它们分别是俯卧撑、深蹲、站姿提踵、臀桥和卷腹。这几个动作能够有效地锻炼到全身的主要肌肉群。通过本章将会学习如何从零基础开始，做一个标准的俯卧撑。

如果有一定的健身经验或是觉得单调，可以选择其他动作，本书的方案只是参考。最好能做出自己专属的运动计划。在开始之前，再提醒一次：不要纠结于动作是否标准，当熟悉之后，自然就会做得越来越好；也不要管是否锻炼到了哪块肌肉，目前为止还不需要知道那些细枝末节。

最 "简单" 的俯卧撑

对于俯卧撑，相信很多人都不陌生。以前上体育课的时候，老师惩罚不听话的同学，就会让他做俯卧撑。军训时，教官也会让大家做俯卧撑锻炼体能。大学隔壁宿舍的同学总是喜欢挑战我，看是不是能够比我做得更多。

俯卧撑随时随地都可以做，它对腹部、背部、肩部和胸部的肌肉都有良好的锻炼效果。还能做出很多花样，收到更大的健身效果。我练俯卧撑已经超过 10

年了，擅长多种做法，堪称俯卧撑达人。不过在这里只会教大家标准俯卧撑，有兴趣可以在网上学习其他的俯卧撑。

如果一个健康的成年男子不能连续做 30 个标准俯卧撑，就说明身体素质比较差。无论男女，俯卧撑都是一项基本训练。

1）动作要点

（1）起始姿势：双手支撑身体与肩同宽，双臂垂直于地面，依靠双手和脚尖保持平衡，收紧腹部让背部、腰部和腿部成一条直线。

（2）运动过程：双肘向身体外侧弯曲，身体慢慢下沉靠近地面。到达最低点之后，再还原到起始姿势。

2）测试你的基础

现在，试试看能连续做多少个俯卧撑。确保手和肩膀的关节一切 OK。先放松一下关节和肌肉。做完之后，记得拉伸紧张的肌肉。开始吧……

请一定要对自己诚实。一定要反映最真实的情况。如果动作不标准，比如，过程中腰部塌了或者膝盖弯曲了，就不能算 1 个。完成测试之后，请记下日期和数量。这一天十分特别，因为它是开始改变的日子。

相信很多人不用测试，就已经知道自己一个俯卧撑都做不了。也许会沮丧，甚至会放弃。其实，这再正常不过。那些从来都没有进行过力量训练的人，尤其是女生，上半身的肌肉力量都很弱。要知道，10 年前的时候，我也只能做几个。俯卧撑不过就是一种锻炼肌肉和增强体质的运动而已。就像学开车，一开始也什么都不会。记得吗？当大家还是婴儿时，学习走路是从爬开始的。所以，只需改变一下方式，依然可以循序渐进。

如果已经能够做上几个标准俯卧撑，那么就跳过入门训练，直接开始标准训练。随时随地，都可以做俯卧撑。上班中间休息的时候，不妨就做做俯卧撑。同事可能以为你有问题，也没关系，慢慢他就会发现你的身材变好了，肩周炎也不见了。

3）入门训练计划

当能够轻松完成一个动作后，就尝试做下一个动作。循序渐进，劳逸结合，不要着急。先来看具体动作，之后还有参考训练方案。

（1）第一式：墙式俯卧撑。身体保持挺直，双手与肩同宽撑在墙上。双脚自然分开，让脚与地面成 75° 夹角左右。肘部弯曲时，尽量让头靠近墙壁。如果你觉得困难，就让双脚离墙壁近一点。

（2）第二式：桌式俯卧撑。将双手放在桌沿，起始姿势跟墙式俯卧撑一样，让双脚跟地面成大约 60° 夹角。下降的时候尽可能让胸部靠近桌面。如果已经能够完成上一个动作，做这个应该不会太困难。如果仍然做不到，可以减少胸部下降的距离，或者换更高的桌子。

（3）第三式：椅式俯卧撑。这次需要一张椅子来让身体更加倾斜，确保椅子是牢固的。动作依然不变，只是双脚与地面大约成 45° 夹角。经过一两周的训练，相信也能很容易攻克它。

（4）第四式：跪式俯卧撑。这次直接来到地板，需要用膝盖来支撑身体。为了避免受伤，应该用上瑜伽垫或毛巾。

现在，已经学会俯卧撑的入门训练动作了。我准备了一份训练方案，如表 4-22-1 所示，如果觉得太难或太容易，可以随时调整。男士的目标是 12 个/组，女士的目标则是 10 个/组。这个训练方案对于上述 4 个动作都适用，一个一个地练习即可。

表 4-22-1　入门训练方案——俯卧撑　　　　（单位：个）

序号	第 1 次	第 2 次	第 3 次	第 4 次	第 5 次
热身					
第 1 组	5	6	8	10	12
第 2 组	5	6	8	10	12
第 3 组	5	6	8	10	12
第 4 组	5	6	8	10	12
累计	20	24	32	40	48
拉伸					

训练完之后，应该能够感受到身体有一些变化。如果手臂、胸部或其他地方的肌肉酸疼，不必担心，这是完全正常的现象。坚持训练，酸疼就会消除。在进入下一个动作之后，酸疼的现象可能还会出现，但也会很快消失。

应该每隔一天休息一次，让肌肉得到充分的休息和恢复。正常情况下，精力会更旺盛，体力也会更充沛，胸部和手臂也会感觉有点胀。充足的睡眠和营养是最重要的，每天尽量保证 8 个小时的睡眠。如果遇到瓶颈，也不要着急，请继续训练。所流的每一滴汗水都会带来回报。需要提醒大家的是：如果比较胖，除了力量训练之外，还应该做一些有氧运动，这样进步会更快。

完成入门训练之后，相信此时应该可以做至少 1 个标准俯卧撑了。再一次记下这个日期和俯卧撑的数量。仅仅 1 个月，也许还要更快，就已经脱胎换骨了。这是从 0 到 1 的突破。到现在为止已经收获不少了，发现镜子里的自己有什么不同吗？

4）正式训练计划

我准备了两种训练方案，依然可以按照自己的水平来调整。做 4 组标准俯卧撑，每组 12 个，是合格的水平。如果希望达到更高的水准，男士应该做 25 个/组，女士的目标则是 20 个/组。

（1）数量循环训练法。以前，当能做 5 个俯卧撑后，下一次训练就会增加到 10 个，然后是 15 个，一直到 50 个。人们的身体远远比想象中更强壮。不过，如果还没有尝试过，可能就会认为办不到。所以，每次只增加 1 个俯卧撑，相信大部分人都能接受。就算这样，不到 1 个月，也能够完成目标，如表 4-22-2 所示。

此时，手臂力量和胸肌都会得到质的提升。女生根本不用担心会变成金刚芭比，这个训练水平完全办不到。等一组能做 100 个俯卧撑的时候，再来烦恼这个问题。

表 4-22-2　数量循环训练方案　　　　　　　　　　（单位：个）

序号	第1次	第2次	第3次	第4次	第5次	第6次	第7次	第8次	第9次	第10次
热身										
第1组	3	4	5	6	7	8	9	10	11	12
第2组	3	4	5	6	7	8	9	10	11	12
第3组	3	4	5	6	7	8	9	10	11	12
第4组	3	4	5	6	7	8	9	10	11	12
累计	12	16	20	24	28	32	36	40	44	48
拉伸										

（2）组数循环训练法。这是让人突破瓶颈和挑战更高水平的训练方法，通过不断地调整单组数量和组数来实现肌肉力量的提升。这一次，会示范如何做到100 个俯卧撑，在已经能做 4×12 个俯卧撑的基础上。下面表 4-22-3 是我建议的训练方案（请注意表格的纵横轴已经改变了）。

表 4-22-3　组数循环训练方案　　　　　　　　　　（单位：个）

序号	第1次	第2次	第3次	第4次	第5次	第6次	第7次	第8次	第9次	第10次
热身										
第1组	12	15	12	15	20	15	18	20	20	25
第2组	12	15	12	15	20	15	18	20	20	25
第3组	12	15	12	15	20	15	18	20	20	25
第4组	12	15	12	15	20	15	18	20	20	25
第5组	12	—	12	15	—	15	18	20	20	—
第6组	—	—	12	—	—	15	—	—	—	—
第7组	—	—	—	—	—	—	—	—	—	—
第8组	—	—	—	—	—	—	—	—	—	—
第9组	—	—	—	—	—	—	—	—	—	—
第10组	—	—	—	—	—	—	—	—	—	—
累计	60	60	72	75	80	90	90	100	100	100
拉伸										

对于已经达到合格水平的人而言，再增加一组或是每组再增加 3 个俯卧撑，都不是什么困难的事情。仅仅 20 天，就已经能够完成这个超级俯卧撑计划，身体素质也将大大提升。有些人可能快一点，另一些人则会慢一些，但最终都能办得到。

即使已经完成了所有的俯卧撑训练计划，但是保持身体状态需要一直付出努力。如果没有偷懒，这个训练方案应该已经让你养成了良好的运动习惯。所以，不要放弃它。

深蹲：练大腿的王牌动作

深蹲，想必大家都听说过。很多健身教练都说深蹲是练大腿肌肉的王牌动作，尽管有些夸张，不过深蹲确实对锻炼大腿肌肉很有效。女士练习深蹲可以塑造好看的腿型，男人也能练出粗壮有力的大腿。不仅如此，深蹲还能锻炼臀部肌肉。深蹲一样不需要任何器械，随时随地都可以进行。

1）动作要点

（1）起始姿势：直立，双脚分开，与肩同宽。脚尖略微向外，不要指向身体正前方。双臂向前抬起伸直。

（2）运动过程：保持背部挺直，臀部往后坐，直到大腿后侧贴紧小腿为止。整个过程脚跟始终不能离开地面，动作平稳流畅（下蹲时膝盖超过脚尖很正常，不用担心会受伤）。

2）测试你的基础

看看不休息能够连续做多少个标准深蹲，开始吧……

如果一个也做不到，那么数量就是 0。在开始训练之前，请再一次记下日期和深蹲的数量。同样，如果大腿肌肉比较薄弱，那也做不了一个标准深蹲。在俯卧撑部分已经解释过了。所以，依然还是从容易的方式入手。如果已经能够做几个标准深蹲，那么就跳过入门训练的部分，直接开始正式训练。深蹲主要锻炼下半身肌肉，所以也应该重点做一些热身和拉伸动作。

3）入门训练计划

完成一个动作，再尝试下一个动作。身体很诚实，谁也无法跳过必须的步骤，一步登天。

（1）第一式：折刀深蹲。

①起始姿势：找一个跟膝盖差不多高的小凳子。双腿伸直，弯腰俯身，双手按在凳子上，让它承受一部分体重。

②运动过程：保持腰背在一条直线上，弯曲膝关节和髋部，直到大腿后侧紧贴小腿为止。下蹲到最低点后腿部和手臂同时发力，将身体推回到起始姿势。随着大腿力量的增强，相应地减少对手臂力量的使用。

（2）第二式：支撑深蹲。

①起始姿势：站法与标准深蹲一样，双手放在比大腿略高的椅背或栏杆上。

②运动过程：下蹲要点与折刀深蹲相同，然后靠腿部发力站起来。如果腿部力量不够，可以用手臂拉自己起来。当越来越熟练后，就应该减少对手臂力量的依赖。

（3）第三式：半深蹲。

①起始姿势：与标准深蹲一样。这次不用任何支撑物，所以双手放在胸部、肩部或后脑勺都可以，感觉舒服就行。

②运动过程：弯曲膝盖和髋部，直到大腿与地面平行。在整个过程中，背部始终要保持挺直。因为没有支撑，这一次很可能无法完成动作。如果是这样，可以找人帮自己保持平衡，或是先让大腿与地面成 45° 即可。当熟练之后，再挑战 90°。

现在，已经学会深蹲的入门训练动作了。我准备了一份参考训练方案，如表 4-22-4 所示，你的目标是完成 2 组半深蹲，每组 50 个。这个训练方案对 3 个动作都适用，下面就开始练习。

表 4-22-4　入门训练方案——深蹲　　　　（单位：个）

序号	第1次	第2次	第3次	第4次	第5次	第6次	第7次	第8次	第9次	第10次
热身										
第1组	5	10	15	20	25	30	35	40	45	50
第2组	5	10	15	20	25	30	35	40	45	50
累计	10	20	30	40	50	60	70	80	90	100
拉伸										

在训练之后，应该能够感受到身体有一些变化。如果大腿、臀部或其他地方的肌肉酸疼，不必担心，这是完全正常的现象。坚持训练，酸疼就会消除。在进入下一个动作之后，酸疼的现象可能还会出现，但也会很快消失。依然需要每隔一天休息一次，让肌肉得到充分的休息和恢复。

正常情况下，会发现大腿的肌肉大大加强了。如果喜欢跑步，会发现跑步时更加轻松，甚至跑得更快、更远。仅仅是 2 个月，也许比这个时间还要短，大腿就会变得十分有力量。女生们别担心，这不是大腿会变粗的意思，也许粗腿还会变细。此外，臀部曲线也会有所改善。

当完成全部训练后，相信应该可以做到至少 1 个标准深蹲了。再做一次测试，并记录这个日期和深蹲数量。接下来，就可以开始正式训练了。

4）正式训练计划

我已经准备了一个训练方案，如表 4-22-5 所示，你依然可以自行调整。最终目标是完成 2 组标准深蹲，每组 50 个。在达到这个水准之后，可以进阶到单腿深蹲。但是，单腿深蹲的训练过程十分困难，耗时也很长，不在本书的讨论范围之内。如果有兴趣，可以参考《囚徒健身》的训练方法。

表 4-22-5　深蹲——正式训练方案　　　　　（单位：个）

序号	第1次	第2次	第3次	第4次	第5次	第6次	第7次	第8次	第9次	第10次
热身										
第1组	5	10	15	20	25	30	35	40	45	50
第2组	5	10	15	20	25	30	35	40	45	50
累计	10	20	30	40	50	60	70	80	90	100
拉伸										

　　每一次训练只增加 5 个深蹲，相信都不会有什么问题。如果觉得太困难，就调整到自己可以承受的水平。当完成这个训练计划后，大腿力量和肌肉都会有质的提升，腿型和臀部曲线也会更好看。如果在这个过程中遇到瓶颈，就通过调整单组数量和组数来实现突破。不需要专门找一段时间来进行深蹲练习，在工作间隙就可以利用深蹲来活动身体。

站姿提踵：塑造小腿线条

　　提踵的意思就是踮起脚后跟，这个动作可以锻炼到小腿。小腿肌肉负担的重量是全身最大的，所以它也是身上最强大的肌肉之一。小腿肌肉十分紧密有力，人们每天都走路，但小腿却很难变得粗壮就是这个原因。

　　有些人可能会问，"肌肉型小腿可以练吗？"请问，什么是肌肉型小腿呢？想必一定误解了自己的粗腿，那些摸起来硬邦邦的肉其实都是肥肉，而肌肉是有弹性的。

　　如果想让小腿更好看，站姿提踵是绝对不能错过的动作。因为这个动作能够让腿部肌肉更紧实，塑造小腿曲线。这个动作随时随地都可以做——排队的时候，搭地铁的时候，不需要专门的时间。

1）动作要点

　　（1）起始姿势：直立，双脚分开，与肩同宽。

　　（2）运动过程：从脚尖发力，踮起脚后跟，直到最高点，保持 1 秒钟，然后缓缓恢复到起始姿势。不能保持平衡就扶着墙，但不要借力。

2）测试你的基础

这个动作应该不会有人做不到，相反还会觉得很轻松。然后，小腿会特别酸爽。在开始训练之前，请再一次记下日期和数量。这一次，直接开始正式训练。热身时尽量让脚踝充分活动，同时重点做一些小腿拉伸动作，这样小腿线条就会越来越好看。

3）正式训练计划

站姿提踵的训练分为两种：增加数量以提升小腿耐力；增加难度以提升小腿力量。目标是能够完成4组标准站姿提踵，每组50个。如果想进一步锻炼小腿肌肉，可以挑战更高难度的动作。以下的参考训练计划如果觉得太容易，就跳到下一个训练。如表4-22-6所示。

表4-22-6　站姿提踵标准训练方案　　　　　　（单位：个）

序号	第1次	第2次	第3次	第4次	第5次	第6次	第7次	第8次
热身								
第1组	10	15	25	30	35	40	45	50
第2组	10	15	25	30	35	40	45	50
第3组	10	15	25	30	35	40	45	50
第4组	10	15	25	30	35	40	45	50
累计	40	60	100	120	140	160	180	200
拉伸								

应该至少每隔一天休息一次，如无意外会发现小腿十分酸疼。也许需要休息多几天，酸疼才会消除。小腿也会感觉肿胀，这并不是小腿在变粗的表现。任何力量训练之后，肌肉都会出现这种情况。做好拉伸动作，让血液循环加快，酸疼也会缓解。

4）超级训练

这个训练计划是给完成标准训练的朋友准备的。依然可以使用上面的训练方案，完成一个动作之后，再开始下一个动作。

（1）单腿提踵：动作跟站姿提踵一样，只不过这次是用一只脚支撑。

（2）深蹲提踵：抓住面前的东西来稳定身体，蹲下让脚后跟完全着地。然后，脚尖发力让自己站起来。保持身体平稳，尝试纯粹使用脚的力量把身体撑起来。

（3）单腿深蹲提踵：动作要点和深蹲提踵一样，但只用一只脚支撑。如果能完成这个动作，则说明小腿和脚踝已经与超人一样强壮有力了。

臀桥：绝佳的练臀动作

臀桥，也称仰卧臀上挺，是臀部锻炼中的经典动作，对腰部肌肉也有很好的效果。这个动作十分简单，只要有一个瑜伽垫就可以做。如果想要翘臀，穿牛仔裤时更好看，那就赶紧练习这个动作。

1）动作要点

（1）起始姿势：身体平躺，双手平放在两侧，双腿分开略宽于肩，脚掌贴紧地面，膝关节弯曲至60° 左右。

（2）运动过程：依靠臀部肌肉向上发力，以肩、上背和双脚为支点，将臀部向上顶起，直到大腿与身体成一条直线。然后平缓地还原至起始姿势。

2）测试你的基础

应该起码可以做一个臀桥。在开始训练之前，请记下日期和臀桥数量。这一次不需要做任何的入门训练，直接开始正式训练。热身的时候，尽量活动腰部。之后再重点做一些臀部、腰部的拉伸动作，这样臀部线条就会越来越好看。

3）正式训练计划

目标是能够至少做完 4 组标准臀桥，每组 50 个。完成这个训练计划后，可以尝试单腿支撑的臀桥或是在身上压一些重物进行练习。如表 4-22-7 所示。

表 4-22-7　臀桥训练方案　　　　　　（单位：个）

序号	第1次	第2次	第3次	第4次	第5次	第6次	第7次	第8次
热身								
第1组	10	15	25	30	35	40	45	50
第2组	10	15	25	30	35	40	45	50
第3组	10	15	25	30	35	40	45	50
第4组	10	15	25	30	35	40	45	50
累计	40	60	100	120	140	160	180	200
拉伸								

当完成全部训练之后，相信臀部已经变得更加紧翘了，穿起牛仔裤也更加好看。相信现在你已经收获不少了，有没有发现自己的回头率提高了呢？

卷腹：比仰卧起坐更有效的腹肌训练

卷腹动作和仰卧起坐相似，但区别比较大。仰卧起坐主要活动髋关节附近的肌肉，对腹肌的训练效果有限。单纯从腹肌的锻炼来说，卷腹比仰卧起坐更有效。当已经把其他的核心肌肉群锻炼充分之后，就可以开始锻炼腹肌。马甲线或者人鱼线已经不再是白日梦。

1）动作要点

（1）起始姿势：背部贴紧地面，膝关节弯曲成90°角，脚掌平贴于地，双手放在肚子上。

（2）运动过程：腹部发力让上背抬起，保持腰部贴紧地面，否则腰部就会用力。在最高处停留0.5秒，然后缓慢恢复到起始姿势。

2）测试你的基础

挑战一下能够连续做多少个卷腹，开始吧……

还是记下这个日期和卷腹数量。相信基础再差的人也能做完一个卷腹，所以没有任何入门训练。热身动作以背部、颈部和腰部为主，同时需要重点做一些腰背的拉伸动作。

3）正式训练计划

如表 4-22-8 所示，目标是做完 8 组标准卷腹，每组 30 个，这是合格水平。要是觉得太容易，在网上很容易找到进阶的练习教程。

表 4-22-8　卷腹训练方案　　　　　　　（单位：个）

序号	第 1 次	第 2 次	第 3 次	第 4 次	第 5 次	第 6 次
热身						
第 1 组	5	10	15	20	25	30
第 2 组	5	10	15	20	25	30
第 3 组	5	10	15	20	25	30
第 4 组	5	10	15	20	25	30
第 5 组	5	10	15	20	25	30
第 6 组	5	10	15	20	25	30
第 7 组	5	10	15	20	25	30
第 8 组	5	10	15	20	25	30
累计	40	80	120	160	200	240
拉伸						

当完成全部训练后，相信已经拥有轮廓明显的 4 块或 6 块腹肌。肚腩并不是因为锻炼腹肌才消失的，所以不要在体脂率还比较高时就重点练习这个动作。既然已经有了人鱼线或马甲线，为什么不自拍几张照片发朋友圈炫耀一番呢？

第 5 部分

十 大 贴 士

　　大家听说过这些说法吗？"拉伸可以瘦大腿""多吃水果可以减肥"，以及"有肌肉的人发胖会更严重"。这些说法由来已久，可是，它们全都是错的。10 个应全力避免的误区，10 种有益于减肥的食物，10 种让人发胖的坏习惯，10 个证明减肥有效果的标志，10 种有益于取得成功的技巧，10 个身材变好之后的体会，这些内容将大大推动目标的进展。

　　这一部分的每一章对于实现自己的目标都很有帮助。如果某条小贴士很有道理，就把它记下来，让自己经常看到它。

第 23 章　10 个应全力避免的误区

很多胖子每年的生日愿望都一样：锻炼身体、减肥、让自己变得更健康。第二天，便去超市买了很多新鲜的蔬菜和水果。晚上，开始到公园跑步。不过，这种喜人的转变通常只能持续两周。对于这种承诺，我早已司空见惯。

同时也注意到许多人将错误的建议当成真理。为了帮助你成功减肥，本章总结了 10 个应该全力避免的误区，你很可能正深受其害。

保持锻炼就可以不用改变饮食习惯

这种说法十分常见，但实在错得离谱。很多人经常抱怨做了很多运动却一点都没瘦，但锻炼实在没有办法弥补错误的饮食习惯所造成的巨大负面影响。应该在饮食上多花点心思。身材的好坏至少有 70% 取决于所吃的东西。这是一个卡路里游戏，人们总是高估了自己的热量消耗，吃了太多东西。如果本身就是个大吃货，建议好好计算一下自己的减肥目标和食物热量。

我只要瘦，不要练出肌肉

经常听到女士们这么说："我只想变瘦。"这种说法完全无视生理常识。如果没有肌肉，根本不能运动。之所以看不到肌肉，是因为它们被厚厚的肥肉覆盖了。当务之急和最重要的就是调整饮食习惯，然后开始锻炼燃烧脂肪。肌肉越多，瘦下来的速度就越快。

男女的锻炼方式不同

说到减肥，就不要去管什么"男人来自火星，女人来自金星"。男人和女人的身体结构基本是相同的，只是荷尔蒙有所差别。男人的肌肉比女人更强壮，但并不意味着锻炼方式也需要不同。女人一样可以做俯卧撑，男人也可以练瑜伽。男人锻炼的重点在腹部、胸部和双臂，而女人应该多多关注腿部和臀部。

可以局部减肥

不好意思，局部减肥是不可能的。肌肉十分完美，只是上面的那层肥肉实在太讨厌了。体脂率高达 30% 的人，即使天天做 200 个仰卧起坐，也永远不可能让肚子瘦下来。想要收腰瘦大腿，就得尽可能地燃烧脂肪。在严格控制饮食的同时锻炼肌肉，比如做俯卧撑、深蹲和拉单杠等。

空腹锻炼可以燃烧更多脂肪

如果不吃东西，锻炼的时候就会燃烧更多脂肪——尽管这在理论上成立，但却毫无帮助。空腹锻炼不仅燃烧脂肪，也消耗肌肉，这与减肥目标背道而驰。在空腹状态下进行锻炼并非最佳选择，因为不可能发挥自己的最好水平，也无法坚持太久，甚至有可能因低血糖而昏倒。

吃减肥药

经常看到很多号称"安全减肥不伤身""一周瘦 10 斤不反弹"的减肥药广告。实际上，这个世界上不存在这种神奇药品。吃了那些含有利尿和腹泻成分的减肥药，能够迅速将人体水分排出体外，体重自然很快减轻。暂且不提减肥药对身体的伤害，停用之后，喝水进食，体重的反弹也会势如破竹。在此强烈建议不要使用任何减肥药。

没有痛苦就没有回报

这是很多人用来自我激励的话，一些健身教练也会这样给学员打鸡血。实际上，这种说法实在误导人。运动可能会让人暂时感觉不太舒服，但完全没必要强忍着痛苦。疼痛只是一个信号，告诉人们身体正在出现什么问题。

如果想减肥，只能做有氧运动

有氧运动是燃烧脂肪的一个重要因素，然而俯卧撑和深蹲之类的力量训练都可以让身体在休息时燃烧更多热量。真正有效的减肥计划，应该包括有氧运动和力量训练。力量训练可以促进肌肉生长。更多的肌肉可以提高减肥效果，因为肌肉是消耗能量的组织。

女性应该用较轻的重量做更高频率的锻炼

这种误区非常普遍，有些女士很怕重量过大导致肌肉过于"发达"。没有化学反应，女性不可能练出更多肌肉，除非服用补品和大幅增加热量摄入。重量太轻的力量训练并不管用，因为刺激太小不足以令肌肉产生变化。

卧推能燃烧更多卡路里

不要听别人说，做什么运动能消耗多少热量，哪种运动更有效。每个人消耗热量的速度都不同，也跟很多因素有关。无论别人说得有多正确，这么做都很危险。新手做了超出自己水平的事情，一定会伤害自己。更应该关注运动是否适合自己，是否安全，而非计算它能燃烧了多少卡路里。

第 24 章　10 种有益于减肥的食物

有一个错误正在暗中破坏胖子们的一日三餐，那就是：认为食物是减肥的大敌。事实上，营养学家证明某些食物能够促进新陈代谢，提高身体燃烧脂肪的能力。食物具有的威力超出了人们的想象。

尽管世界上没有完美饮食这回事，但本章推荐的 10 种食品的确能帮助减肥。如果不吃得太多，在三餐和零食中加入这些食物，减肥效果会更好，同时痛苦也会少很多。

完美零食：开心果

对减肥的人而言，开心果是完美的零食。这种坚果富含蛋白质、膳食纤维和健康的不饱和脂肪。如果单纯看开心果的卡路里，就会忽略它的营养价值。

肉的理想替代品：蘑菇

蘑菇的品种多样、肉质鲜美，是肉类的理想替代品，很多斋菜馆做的蘑菇都很像肉。如果喜欢吃肉，那么就吃多一点蘑菇。这是一种有效的减肥策略，至少能让人少吃一点肉。美国约翰·霍普金斯大学的研究表明，每天有一餐用蘑菇代替肉类，就能达到显著的减肥效果。

调节肠道菌群的酸奶

酸奶中含有大量活性乳酸菌，能有效调节体内菌群平衡，促进肠胃蠕动，达到一定的清肠减肥效果。

燕麦吃了不容易饿

燕麦富含膳食纤维，能够迅速驱走饥饿感，还有助于通便。如果早餐吃一碗燕麦粥，整个上午都会觉得肚子还很饱。因为燕麦的消化速度比较慢，也不会迅速提高血糖。

橄榄油向大脑发出吃饱的信号

橄榄油含有的油酸可以在体内转化为"油酰乙醇胺"，这种物质能够向大脑发出吃饱的信号，从而减轻饥饿感，抑制食欲。

饭前吃一个苹果

要减肥的话，每天吃一两个苹果。苹果含有很丰富的果胶[1]，可以起到限制细胞吸收脂肪的作用。苹果还富含膳食纤维，能增加饱腹感。饭前 0.5 ～ 1.0 小时吃一个苹果能让自己在吃饭时吃得更少一点。

营养丰富的蛋类

蛋类含有各种动物蛋白质，同时没有肉类的脂肪。即使需要控制胆固醇的摄入，吃一个蛋也不会有问题。蛋类也能够提供大量营养，早餐吃一个蛋，那么每天开始的时候都会觉得能量充沛。

水果之王：香蕉

香蕉的营养价值很高，含有丰富的蛋白质、糖、钾、维生素 A、C 和膳食纤维。香蕉还能减轻心理压力、缓解忧郁，是真正的"开心果"。香蕉的热量很低，即使正在减肥，也能尽情地吃。

---

[1]　天然果胶类物质以原果胶、果胶和果胶酸的形态广泛存在于植物的果实、根、茎、叶中，是细胞壁的一种组成成分，它们伴随纤维素而存在，构成相邻细胞中间层黏结物，使植物组织细胞紧紧黏结在一起。

富含咖啡因的黑巧克力

　　巧克力中的咖啡因有抑制食欲的作用，并能促进人体新陈代谢。在所有巧克力中，黑巧克力的糖和脂肪含量最低，但咖啡因含量又比牛奶巧克力高。适量吃一点黑巧克力可以增加饱腹感，有效控制食欲。

高原生命之茶：藏茶

　　也许有人可能从来没听说过藏茶，这是西藏地区的人经常喝的一种茶。藏茶含有丰富的膳食纤维，而且喝多了也不会像绿茶、红茶那样伤胃，完全可以作为日常饮品。

第 25 章　10 种让人发胖的坏习惯

在计算机前长时间地工作，聚餐一个接着一个，以及不停出差，都在延误自己的饮食和运动计划。在还没有意识到之前，就已经开始发胖了。以下是 10 种可能正在损害健康，但自己却浑然不觉的坏习惯。

熬夜

睡眠不足会扰乱新陈代谢，导致饥饿激素分泌失调。之所以感觉饿，就是因为大脑分泌的饥饿激素。缺乏睡眠的人，饥饿激素水平会上升，更容易饿、更难饱。而且，人感到困乏的时候，会更渴望蛋糕和巧克力这些高热量的食物。所以，每天尽量睡够 8 小时。

迷信低脂食品

低脂的加工食品尽管没什么脂肪，但通常都有糖。这会让事情变得更加糟糕，因为它们消化得更快，让血糖迅速升高。最好的方法是按照健康饮食原则来吃。千万记得，低脂饼干仍然是饼干。

经常有一顿没一顿

如果工作太忙，忘记吃饭是可以理解的事情，但三天两头漏餐可不是什么好事。很多人为了减肥，也经常故意不吃早餐。跟着我说一遍：漏餐会胖！这是对自己犯下的最大罪过之一。漏餐不仅使新陈代谢变慢，而且很可能会让人在下一顿吃多了。就算再忙，也总有时间喝一瓶牛奶吧。

包里随时放着吃的

很多女孩子随身带着各种小零食，比如糖果和巧克力等。这些小东西看起来不起眼，热量却很惊人。请把包里的零食都拿走，腰围自然会有所减小。

吃得太快

吃得慢的人比吃得快的人少吃很多，因为大脑接收到吃饱的信号需要一段时间。如果吃得太快，可能就会吃过头。为了改变这种习惯，请试试每一口都咀嚼20下。

吃饭时分心

吃饭时分心的人比专心的人饭后吃的零食更多，他们甚至不记得吃过了什么。如果想在看电视时吃点零食，要么准备少一点，要么就吃水果蔬菜。

大口吃东西

大口吃东西的人吃得更多。如果把食物切成更小块，用筷子代替勺子，这样就会吃得更少、更慢。

经常和胖子一起吃饭

我并不是让你和那些发胖的朋友绝交。建议你们一起运动，而不是一起吃饭。发胖的人总是吃得太多，无形中自己也会受到影响。如果是一起消耗热量而非积聚热量，这样的友谊就更有意义。

不敢面对现实

如果已经发胖，却还安慰自己说一切都还OK，就是对自己所做的最坏的事情之一。时刻关注自己的健康情况，能让一切保持正轨。如果怀疑自己正在发胖，就测一下体重。

不学习健康知识

　　如果不了解健康知识，就不知道自己正在做哪些损害自己的事情。学习有关运动和饮食的知识，更可能让自己保持正常体重和身材。一点学习，很大帮助！

第 26 章　10 个证明减肥有效果的标志

只要肌肉长起来，瘦子就能看到自己的进步，很容易保持信心。但对减肥的人而言，厚厚的肥肉覆盖了肌肉，没办法看到明显的身材变化。所以，很多减肥的人都依赖体重或腰围这些数据来评估自己是否取得了进展。然而，体重和腰围都不是合适的评估指标。为了帮助大家保持信心，本章总结了 10 个关于减肥效果的标志。

气色更好

人们说一个人身体不好，通常都说她气色不好。如果很久不见的一个朋友跟你说"气色很不错嘛！"那一定就是事实。各项身体机能都在改善，脸色当然是最直接的体现。

皮肤变好

我对这点深有体会。原来我的脸上满是青春痘，但自从坚持运动之后，青春痘就慢慢少了。饮食不健康或是缺乏运动的人，皮肤往往也不是很好。调整饮食和坚持运动都可以改善内分泌状况，皮肤自然变好了。

精力更充沛

干劲更足了。以前不愿意做的很多事情，现在都愿意去尝试。母亲或许会惊讶于这种变化，会好奇地说"你不是不喜欢和我去菜市场的吗？"一方面，是由于身体的改变；另一方面，大脑也与之前有所不同。

心情更愉快

很少再为胖或腰围粗而自怨自艾。因为已不再等待，而是付出实实在在的努力了。希望你能发现这点可喜的变化，从此告别了那个坐着不动的宅女。运动给人带来了大量的多巴胺，越运动，越快乐。

压力变小

以前是不是觉得工作和生活的压力很大，让自己喘不过气来？所以，经常控制不住自己的食欲，很容易暴饮暴食。在养成运动习惯之后，一切似乎变得轻松了，对未来也重新燃起了希望。

体能变好

很明显的一点就是，可以跑 5000 米了。还记得吗？刚开始的时候只能跑500 米。既然体能变好了，身体就一定发生了变化，不再是过去的那个自己了。体重？腰围？只需假以时日，这些都不会是问题。

力量提高

1 个俯卧撑都做不了，那都是过去式了。10 个？ 20 个？不管现在能做多少个，都已经实现了从 0 到 1 的突破。继续努力，隐藏在肥肉之下的肌肉正在生长，慢慢等待着拨开云雾见青天那一天的到来。

身材曲线更好看

经常照一照镜子，别总是盯着体重秤的数字看。现在是不是发现自己的腰部有点曲线了呢？没错，那就是女性最爱的 S 曲线和男人梦寐以求的倒三角。尽管腰围可能比原来还大一点，但是穿衣服更好看了。

思维更灵活

一旦改变了饮食习惯，再加上适量的运动，大脑就会发生不一样的变化。会有更多的氧气进入大脑，思维能力也焕发了新生。现在就算遇到了那些困难的任务，也不会再觉得十分头疼。即使无法马上找出解决方案，也能迅速打开脑洞。

免疫力提高

会发现生病的次数少了，不再容易感冒。即使偶尔感冒了，身体也没有什么大问题，并且能够很快恢复。只要多喝热水、多休息就够了，基本不用请病假去看医生。

第 27 章　10 个有益于取得成功的技巧

成功改变身材的过程就是不断实践并且逐步完善的学习过程。所需要做的就是保持足够的耐心，并且勤奋练习。这是一种习惯。好的习惯可以代替坏的习惯，让生活从此变得与众不同。过去的失败是由于不懂得正确的方法，本章将为大家提供一些行之有效的技巧。

把目标形象化

身材是一个抽象的概念，所以应该将它形象化。减肥同样是一个难以捉摸的词语，把目标写在墙上，让自己时刻都能看到它。更进一步，做成一个飞镖盘的样子，所做的每一次努力，都是一次发射。之前提到的买一个大公仔来发泄的办法，就是这种道理。看得见的敌人更容易对付。

拍视频对比

如果怀疑自己的健身动作做得不对，就把它拍下来。大多数时候，教练所起的作用也不过如此，何必浪费钱呢？另外，还可以把这些视频作为社交分享素材。

画"正"字记录进展

用"正"字来衡量进展是我认为的最有效的技巧之一。100 个俯卧撑？看起来很多，但实在不够震撼人心。换成"正正正正正正正正正正正正正正正正正正正正"，可就大不一样了。

贴上偶像海报

购买或打印几张自己崇拜的偶像海报，贴在房间里。就算身边没有身材特别好的人，多看看好身材也能让自己吸收一些"日月精华"。只要还没有放弃对身材的追求，就很难不受影响。

加入互助小组

人多总是好办事。假如没有现成的减肥团体可以加入，那就自己组建一个。相信可能很多人都在等待这样的团体。规则越简单越好，但同时也可以有自己的仪式或者制服。现在你们就是一个 Team，如同足球比赛一般，为了共同的目标而奋斗。

保留历史记录

一定不要忘了记录自己的进展。无论是通过照片、日记或其他方法，都要保留证据。这是非常宝贵的人生经历，请尽量留下完整的历史。有朝一日，当想要放弃的时候，再看一看自己已经走过的路，总是能重新燃起希望。

这是一场游戏

人们都喜欢玩游戏，不是指电子游戏。有些人会花大量时间钻研游戏，而丝毫不觉得疲累或厌烦。减肥同样可以变成一场游戏。不妨设计一个名为"×××减肥冒险传"的游戏，第一关是什么，第二关是什么，大 BOSS 又是什么？如果这么做，每通一关，就收获了减肥经验，从而实现身材的升级。

应该热爱丢脸

别害羞！正在做的是一件非常好的事情，所以不要怕在办公室或是公共场所做运动。别人不仅不应该笑话，还应该向自己学习。越是"不要脸"，进步的速度就越快。

换一份好的工作

如果工作让身体不健康，就算挣再多钱都没有用。天天都忙到顾不上吃饭，老板也不关心你的身体，真的想要这样的生活吗？工作离开了自己别人还能做，健康呢？也许失去就再也不会回来了。

寻求专家建议

专家总是懂得比较多，我本人也会不断地学习新的知识。既然对自己正在做的事情没把握，征询意见就是更好的选择。应该还记得我前面说过如何分辨专家的办法——用小学生的方式。

第 28 章　10 个身材变好之后的体会

身材从不好到好的这个过程，实在十分漫长。除了所能看到的外，身材变好还有其他好处。最开始我的愿望只是让身材变好，但是，这么多年之后，想法已经完全不同了。现在，我认为最幸运的是思想上的改变。另一方面，大家都说我改变了很多。本人颇有体会，请听听我的看法。

然后，希望你也能够坚持让身材变得更好，这件事值得用一辈子的时间去努力。更好的身材，更棒的身体；更好的身体，更棒的身材！

穿衣显瘦、脱衣有肉

在冬天的时候穿着厚厚的衣服，看起来还不臃肿，然后夏天穿短袖的时候就能够带来惊喜。网上买衣服完全没有烦恼，只要选和身高对应的尺码就行了，保准合身。不用怎么考虑衣服的搭配，穿简单、合身的衣服也很好看。身体的线条就是最好的修饰。

省钱、省时间

有些衣服和裤子都已经 5 年了，我都还在穿。这几年来完全没有换尺码，所以不用因为身材变化买新的衣服。也极少生病，不用去医院或者是买药吃，也不用花时间去恢复。偶尔会有感冒，但身体也不会有太大的反应。

睡得香、精力旺盛

运动之后，身体比较累，一般头碰到枕头没几分钟就睡着了，极少有失眠的烦恼。走路都是抬头挺胸的，步伐轻盈，感觉就像打满了鸡血一样。即使遇到了棘手的工作，也不会觉得是无法解决的。

对自己独特的认同

既然与别人的身体是不一样的，就应该接受自己的思想跟别人是不一样的事实。就算别人说很傻很天真，也会继续坚持自己的信念。

控制感的提升

身体不再受制于环境，不会被刮风下雨、天气热或太阳大等影响心情。相信自己的身体足以挺过这些不利条件，不再怨天尤人。

开放的心态

更愿意去尝试陌生的、更高难度的运动或者活动，从前排斥的事情也变得可以接受了。以前我很怕和陌生人交往，但现在变得很喜欢结交新的朋友。

受到更多的关注

我变得比以前更受欢迎了，不断有人寻求减肥建议或者秘诀等。运动永远都是一个很好的话题，所以很容易交上新的朋友。

安全感

不会再对这个世界抱有到处都是危险的幻觉，尤其是以前经历过被抢劫、被偷这样的不幸之后。现在对陌生人有更多的信任，笑脸迎人，也更愿意主动帮忙别人。

能够炫特技

我经常在聚会的时候，秀一下各种花式的俯卧撑。当别人说这个好像自己也行的时候，就叫他们试试看，就会知道有多难。

觉得世界真美好

即使是改变身材这么难的事情，也能做到。那么，世界上还有什么困难是不能克服的？虽然暂时会遇到各种问题，但它们终将被解决。世界真美好！

附　　录

在本书中，多次提到让你写下来或需要记录的内容。如果不知道怎么做，别担心，我已经准备了一些表格和例子。

附表 1　我有哪些问题

问　题	问题的表述	解决问题的方案 / 改进问题
胖	如何减肥最快？	控制饮食 + 力量训练 + 有氧运动
	如何减肥最轻松？	严格的饮食方案 + 适量运动
大腿粗	如何瘦大腿？	无法局部减脂
	如何跑步才能瘦大腿？	长期坚持
肚腩大	如何瘦肚子？	力量训练 + 有氧运动
	如何做仰卧起坐才能瘦肚子？	只做这个很难办到

附表 2　我的计划有操作细节吗

计　划	结　果	地　点	时　间	准备事项	小伙伴
跑步	2000 米	东湖公园	每晚 8：30	换衣服、吃饭等	×× 同学
少吃	1 碗饭	家里	晚餐	让老妈少煮点饭	家人

附表 3　我的目标现实吗

终极目标	中间目标	子目标	孙目标
4 年拥有 Rain 的身材	穿衣显瘦、脱衣有肉	第 1 年练出大肌肉群	每天做俯卧撑 100 个
		第 2 年加强大肌肉群	隔一天深蹲 100 个
	2 年雕琢肌肉细节	第 3 年……	增加腹肌训练
		第 4 年……	
1 年 1.2 万个俯卧撑	1 个月 1000 个	每周 250 个，每隔一天 80 个	每组 10 个，共 8 组

附表 4　谁是我的粉丝

粉　丝	能帮我做什么
妈妈	1. 做健康少油的饭菜 2. 不要逼我多吃
爸爸	1. 监督我跑步 2. 赞助奖品
闺蜜	1. 不要找我出去吃大餐了 2. 拉我去运动
同事	1. 教我健身 2. 传授减肥秘诀

附表 5　我今天吃了多少

食物 / 饮料	时　间	热　量（千卡）
1 个鸡蛋	早餐	
1 瓶可乐	零食	
	午餐	
	零食	
	晚餐	
	零食	
⋮	宵夜	
	一天热量总计	
	热量目标	
	热量差额	

附表6 我的水平怎么样

项 目	日 期	数 量（个）
俯卧撑	2016-03-20	0
俯卧撑	2016-05-20	20
臀桥	2016-03-20	20
臀桥	2016-05-20	50
卷腹		
站姿提踵		
深蹲		

致　　谢

我花了一年的时间来完成这本书的文稿，但却已经为此准备了10年。从决心改变自己的第一天起，穿衣显瘦、脱衣有肉的好身材就是主要动力。我非常幸运，一路走来，都有那么多人帮助我。如果没有他们，我不可能走到今天。在成功变身之后，很多人跟我分享与肥胖抗争时的痛苦与困惑，以及取得进步后的喜悦。在这个过程中，我不可思议地获得了一些洞见。此书就是这些智慧的结晶。

作为非专业人士，在完成本书的过程中，不可避免地遇到很多困难。为了让本书的内容更加全面，我学习了很多新的知识。同时，也会时常怀疑自己写的东西是否真的能帮助那些正在和身材抗争的人。我的身材只能说还不错，并且存在各种缺点。比起那些身材很好的健身导师，我就只能算渣渣的水平。每每想到这里，都会产生放弃的念头。

然而，比起深陷泥潭的人们，我的情况已经足够令人羡慕。每次看到那些教人做各种动作的文章和所谓的减肥食谱，都十分愤怒。因为我深知，只要能贯彻始终，任何办法都能产生效果。这是激励我继续写下去的主要原因。我也想起了已经失去的亲人：我的奶奶、外婆和爷爷，他们先后分别死于脑血栓、骨质疏松和糖尿病并发症。拥有好身材不仅仅为了好看，更重要的是保持身体健康，更好地享受生活。

健康是一个宽广的领域，如果看到本书的人能够了解到更多的健康知识，我将十分高兴。总之，我的目的很简单，并非每一个人都需要保持模特般的身材，我的首要目标是让那些想要改变身材的人变得更健康，生活更快乐。

这本书是一本现实的应用指南，既没有刻板的理论教条，也没有包治百病的万能药水。我衷心希望你能通过我的理论意识到自己的潜力，相信自己不依赖他人也能收获好身材和健康。

我真诚地感谢那些曾经帮助我、鼓励我的人，以及提醒我正在犯错的人。有很多人看过本书的草稿，给我提出了宝贵的意见。请允许我略过他们的名字，因为实在太多了。

我的两个妹妹也给了我无价的支持，她们的直言让我始终保持警觉。你知道的，在家人的坦率面前，任何人都骄傲不起来。

我的父母是我生命中的智慧源泉。他们并非完美的父母，但本书的很多洞见都源自他们的智慧。作为他们的儿子，我十分幸运，也由衷感激他们多年以来的付出。

最后，我要将敬意和感谢献给一本为呆瓜而写的书：《阿呆系列：通向成功的习惯》（*Getting Results For Dummies*），作者是睿智的 Mark McCormack。多年来，我反复阅读这本书，受益良多。它也是我写作本书的灵感来源。